un bon dos
c'est facile

Du même auteur
aux éditions Albin Michel

LE VENTRE PLAT
C'EST FACILE

Odile Payri

un bon dos
c'est facile

Illustrations de
François Fréchet

ALBIN MICHEL

Collection animée par
Elisabeth Lerminier

22, rue Huyghens, 75014 Paris

ISBN 2-226-02833-1

Le dos, quelle vedette !

Pour vous convaincre de l'importance de votre dos, cette moitié de vous que le miroir ne vous dévoile qu'au prix de contorsions, lisez vite la litanie des expressions qui lui sont consacrées :

— Porter le monde sur ses épaules, sur son dos. (Dans la légende, le géant Atlas portait le monde.)

— Peser sur les épaules (se dit des responsabilités).

— Les ennuis ou les soucis qui pleuvent sur le dos.

— Tendre le dos à l'adversité.

— En avoir plein le dos (en jargon plus vulgaire).

— Plier le dos (ou plier l'échine).

— Faire le gros dos.

— Être sur le dos de quelqu'un.

— Avoir le dos au feu, le ventre à table (opportunisme).

— Tourner le dos (Bossuet : « Nous tournons le dos à la vérité »).

— Dès qu'il a le dos tourné...

— Avoir à dos, se mettre quelqu'un à dos.

— Passer la main dans le dos.

— Faire froid dans le dos.

— Renvoyer dos à dos.

— Tondre la laine sur le dos.
— Frapper dans le dos.
— Tomber sur le dos (« Il va nous tomber sur le dos d'un moment à l'autre »).
— Remettre le harnais sur le dos.
— Se mettre sur le dos (« Il n'a rien à mettre sur le dos, il met tout son avoir sur son dos »).
— Le dos lui démange (il cherche des coups de bâton).
— Il a été battu dos et ventre (roué de coups : tout à fait notre propos... non, je l'espère).
— Avoir le dos solide (ou les reins solides).
— Faire quelque chose dans le dos de quelqu'un.

Mais on dit aussi :

Avoir bon dos...

Hé oui, pourquoi pas ?

Introduction

Tout comme pour le ventre plat, pas de recette miracle dans ce livre ! L'amélioration du dos de chacun passe par la conscience qu'il doit prendre de cette partie de son corps, puis des mouvements qu'il lui fait subir. Pour cesser de le maltraiter et, au contraire, s'en faire un ami, un complice pour tous les bons et mauvais moments de la vie.

Ce livre n'est pas à proprement parler un livre de médecine. Des traités écrits par d'éminents spécialistes se trouvent dans toutes les librairies médicales et autres. Ils sont en général très bien faits, savants, parfois trop savants, et de ce fait plus ou moins compliqués, techniques, donc un peu rebutants pour un profane et alors difficiles à utiliser.

Ce livre n'est pas non plus un livre d'esthétique. De nombreuses stars, belles et moins belles aussi, écrivent sur ce sujet dans les journaux. Mais c'est avec peu de profit qu'on s'adonnera à la lecture de leurs textes. Ils sont superficiels, mal informés, mal documentés et, malgré des intentions louables, ils peuvent être à l'origine de malentendus car *forme et beauté ne sont pas forcément synonymes de bon fonctionnement.*

Un roman policier

Ce livre serait plutôt une sorte de roman policier avec une énigme à découvrir. Comme si vous étiez l'inspecteur Maigret, ou Colombo, à la recherche d'un coupable, que dis-je : du ou des coupables, fauteurs de troubles, *de douleurs.*

Car un dos, ça peut faire mal, et parfois très mal. Et c'est à vous de trouver qui ou quoi en est la cause, qui ou quoi en est responsable, qui ou quoi est le *coupable*. Avec beaucoup d'attention et de persévérance, avec un œil grand ouvert sur vous, vous arriverez à le cerner. Et seulement après, nous pourrons songer à l'empêcher de nuire, examiner la façon de réparer les dégâts causés et restaurer la maison plus ou moins sérieusement ébranlée.

Ce n'est pas très difficile, mais il faut s'en occuper avec intérêt et s'appuyer sur quelques moyens techniques ou plutôt sur une méthode : c'est là que je vais pouvoir vous aider.

Car, ça y est, la mode n'est déjà presque plus à la « gym », mais aux produits de remplacement de tous ordres. Aussi, attention ! Gardons la tête froide et bien posée sur les épaules… Les épaules ? Mais oui, voilà déjà qu'apparaît un des éléments de notre sujet…

Vous cherchez un coupable et pour trouver qui il est, il vous faut découvrir :

— le genre de crime qu'il commet ;
— à qui il s'attaque ;
— où il sévit.

Les indices en général ne manquent pas. A vous de les observer, de les remarquer, de les utiliser à votre profit.

Le « malaudos »

La plupart du temps, quand on dit « sentir son dos », cela veut dire qu'il fait mal. Il faut donc apprendre à ce que ce ne soit pas vrai.

A la différence de la sangle abdominale, un dos ça fait mal et ça peut même faire très mal. Une sangle abdominale ne vous donne pas satisfaction, mais elle ne vous fait pas souffrir. La douleur est un phénomène qui nous agresse, nous attaque, nous brise, nous meurtrit et pourtant son intensité n'est pas toujours en rapport avec une gravité quelconque. *Mais elle est là*.

Depuis plus de vingt ans, je vois venir à moi des patients, des patientes qui ont le « *malaudos* ». Tout le monde connaît le « malaudos » : médecins, thérapeutes, patients.

Mais c'est quoi, le « malaudos » ?

C'est où, le « malaudos » ?

Qu'est-ce qu'on ne doit pas faire quand on a le « malaudos » ?

Qu'est-ce qu'on peut faire contre le « malaudos » ?

Qui a le « malaudos » ?

Je le répète : pas question pour moi de faire ici un traité de médecine. Avant toute chose je ne suis pas médecin mais kinésithérapeute, et mon but est d'essayer de vous aider à voir un peu plus clair et à comprendre un phénomène tout à fait désagréable et pénible, pour le prévenir s'il en est encore temps. Je suis bien trop consciente de l'importance d'un traitement rapide et approprié qu'il faut dispenser en présence de certaines maladies graves, certaines atteintes importantes, pour répandre de bonnes paroles inutiles, voire même nuisibles : j'ai donc choisi de ne pas traiter dans ce livre des maladies du dos.

Mon objectif est de vous amener, bien portant ou pas, souffrant ou pas, à mieux vous connaître, à bien vous soigner, et ainsi vous enlever toute inquiétude ou angoisse superflue. Cela concerne la grande majorité d'entre nous car selon *La Revue du jeune praticien :* « Les dorsalgies bénignes ou communes sont de loin les plus fréquentes chez l'adulte. Ne s'appuyant sur aucune lésion réelle, reflétant plutôt une fatigue mal définie, elles semblent concrétiser l'expression populaire : J'en ai plein le dos... »

Dix questions sur le mal au dos

1. Qui peut être atteint de mal au dos ?

La réponse est nette et précise : *tout le monde.*

Vous, moi, les autres. Chacun peut avoir, a eu, ou aura à un moment quelconque mal au dos.

A cause peut-être : d'un accident, d'un incident, d'une maladie, d'une grande fatigue, d'une situation particulière (la future maman, la maman d'un jeune bébé), d'un organe malade qui donne à distance une localisation dorsale, d'une profession pénible, d'un surmenage physique, d'une mauvaise nuit...

Et n'oublions pas non plus une cause importante et fréquente : *une contrariété* ou *un chagrin peut-être.*

Tant de facteurs peuvent vous faire mal !

Dans *Le Ventre plat, c'est facile* j'écrivais : « Le ventre est la localisation de toutes nos émotions. » Le dos, lui, est la localisation privilégiée de toutes nos tensions, de tous nos efforts, de bien des souffrances.

Le mal au dos est le mal de notre temps, pour un grand nombre de raisons que nous allons envisager ensemble. C'est « la chose du monde la mieux partagée » si l'on peut dire ! Il n'épargne personne : les personnes âgées, très âgées, moins âgées, jeunes, très jeunes, et même les enfants ; les sportifs et les non-sportifs ; les femmes et les hommes ; les habitants des campagnes et les habitants des villes.

— Il faut avouer cependant que les habitants des villes battent des records. Pourquoi ? Tout simplement parce que ce sont des... citadins, une vérité de Lapalisse, avec tout ce que cela comporte d'inconvénients physiques ou psychologiques... Par tout le confort matériel qu'elle apporte, la vie citadine nous prive de muscles abdominaux et de muscles dans les jambes : les transports en commun, les voitures se substituent à l'exercice physique et globalement la musculature fond. Le dos dans son ensemble n'échappe pas au phénomène. De plus la prolifération « des petits sacs en plastique » aux mille couleurs certes et aux mille noms qui dansent dans la rue au bout des bras de tous n'arrange rien. C'est même une malédiction. Regardez autour de vous, le soir surtout : vous ne voyez pratiquement aucune femme sans un ou deux sacs plastique. C'est une calamité. Une épreuve, rajoutée à la fatigue d'une journée, c'est trop !

Donc le mal au dos n'épargne personne, mais globalement le citadin est le plus attaqué. Ce n'est pas parce que sa vie est « à risque » mais parce qu'il est le plus « démusclé » ! Et il aggrave très souvent son cas par une séance de « sport » hebdomadaire, intempestive et mal adaptée.

— Après les citadins, viennent ceux qui pratiquent des activités d'effort et d'extérieur. Car le froid joue un rôle important dans les douleurs de dos. Et nous le savons tous pour nous être sentis « rétrécir » lors d'une attente ou d'une marche au froid, en plein hiver. Une de mes patientes, grande belle femme qui chausse au moins du 39, a coutume de dire certains jours d'hiver : « Aujourd'hui il fait si froid que je chausse bien du 35 ! »

— Indépendamment des catégories sociales et professionnelles, il y a des catégories d'individus plus sujets que d'autres « aux douleurs » : les personnes âgées, les personnes trop fortes, mais aussi les personnes trop maigres : le facteur poids est très important.

2. Par où commencer ?

Dans les conversations, il court quantité d'idées vraies ou fausses à propos du dos : il traîne tant de croyances, tant de superstitions même, sans aucune valeur positive...

Mais tout cela n'est pas très grave, car l'important c'est avant toute chose d'être à l'écoute de soi, c'est d'avoir de l'intérêt pour soi.

On est amené à une grande réflexion sur soi après s'être posé des questions sur son corps, sur l'attitude que l'on adopte selon les événements. Une patiente m'a dit un jour : « Je suis si angoissée par la rue, que lorsque j'ouvre ma porte, je serre les poings et rentre ma tête dans mes épaules »...

Il faudrait se dire chaque jour que le corps humain est une machine admirable, tant au point de vue fonctionnel qu'au point de vue de l'aspect. Oui, le corps est une machine superbe, fine, adaptable, efficace, docile... si on sait lui parler. Il faut bien dire aussi qu'il peut être très hostile si on le brusque ! Mais si on parle de joli visage, de jolies jambes, de joli ventre (on peut aussi dire beau), on dit d'un dos qu'il est splendide ! Les dos très beaux sont peut-être rares mais ils sont magnifiques.

3. Quelles questions se poser ?

Cela nous amène à nous poser quelques questions. Sans aucune arrière-pensée douloureuse pour commencer.

— Qu'est-ce que le dos ?

— Sa place dans notre corps, ses rapports avec les autres parties de ce corps qui est le nôtre ?

— Comment est-il fait ? De quoi se compose-t-il ?

— A quoi sert-il ?

— Comment le vivons-nous ?

— Est-il douloureux oui ou non ? Si c'est oui : peut-être est-ce évident, peut-être non, et là, comme on mènerait une véritable enquête policière, il nous faut rechercher avec toute la patience d'un fin limier la cause... le coupable ou les coupables.

Donc nous cherchons un coupable, un coupable de quoi ? Coupable de créer la douleur, ce sera notre indice majeur. Car avoir mal ce n'est pas drôle, c'est difficile à supporter.

— Cette douleur peut être fréquente, lancinante, d'apparition anarchique.

— Elle peut être saisonnière (les conditions atmosphériques comptent, mais aussi les saisons d'activité).

— Elle peut être du petit matin, celle que l'on éprouve dans la difficulté à « démarrer ».

— Elle peut être de la fin de journée — la fatigue en est cause.

— Elle peut être de voyage, de spectacle, de marche prolongée.

Cet état de douleur n'est pas toujours en rapport avec l'importance de la cause, mais toujours cause il y a, donc nous devons mener l'enquête pour trouver dans notre vie où elle se cache : est-ce simplement un défaut de musculation ou bien autre chose ?

Lorsqu'elle apparaît simplement après un effort, un coup, une malposition que l'on a enregistrée, ce n'est pas difficile et le coupable est simple à identifier.

Mais tout se complique lorsque le phénomène douloureux n'est pas nettement localisé. Lorsqu'il surgit en différents points à la fois, lorsqu'il se déplace, lorsqu'il insiste et tire la sonnette d'alarme au moment où l'on s'y attend le moins.

Le docteur Maigne dit que « c'est dans les zones d'ombre que sont reléguées la plupart des douleurs de dos bénignes ».

4. Quelles sont les victimes préférées du mal au dos ?

Ce petit livre s'adresse à toutes ces innocentes ou... moins innocentes victimes.

— D'abord, à tous ceux qui souffrent ;

— à tous ceux qui sans inquiétude particulière se rendent compte que rien ne va plus et qui, avant de croire à « la décrépitude de l'âge » (coupable potentiel), cherchent une solution ;

— à tous ceux qui se regardant dans une glace se trouvent tassés, dos rond, fesses projetées en arrière ;

— à tous ceux et celles dont le port de tête n'est qu'aventure malheureuse ;

— à ceux qui, en voiture, renoncent aux marches arrière de peur de tourner la tête ;

— à ceux qui souffrent au travail ;

— à celles qui tricotent ou portent un bébé de... 0 à 3 ans ;

— à ceux ou celles qui hésitent à se baisser même pour ramasser une pièce de dix francs sur le trottoir !

— et puis à tous ceux et toutes celles dont la vie professionnelle, familiale ou sociale est génératrice de tensions diverses.

Enfin il faut savoir que tous à un moment ou à un autre de la vie, nous pouvons subir des agressions, des attaques. Ce n'est pas seulement l'Age avec un grand A qui est facteur déclenchant. Les enfants même ne sont pas épargnés.

On a trop tendance à croire que le corps, cette merveille de la création, doit faire front, résister aux attaques les plus diverses, être toujours prêt à exécuter même les fantaisies les plus saugrenues et imprudentes...

Mais s'il y a imprudence, il peut y avoir surprise, une surprise désagréable ou pénible. Tout peut faire mal et nul n'est à l'abri d'un incident plus ou moins grave selon les moments ou les circonstances. C'est pour cette raison qu'il est intéressant de bien se connaître d'une part et, d'autre part, d'étudier les gestes élémentaires et courants de la vie quotidienne pour essayer de se bien conduire.

Et puis... il est un facteur non négligeable : l'*état psychologique.* A un moment donné, s'il est générateur de tensions, et qu'il rencontre un geste mal dirigé ou mal exécuté sur un terrain musculaire fatigué, la conjugaison de ces phénomènes qui n'ont apparemment rien à voir les uns avec les autres, provoque l'attaque surprise, sauvage et brutale.

Nous avons vu qu'il y a un coupable et des *victimes.* Pour prolonger notre enquête nous allons chercher dans quelles zones du dos, et dans quelles situations frappe notre coupable.

5. Où et quand frappe le mal au dos ?

Le mal au dos a des zones de prédilection !

— *Le cou,* c'est-à-dire la charnière cervicale. Il s'agit de la vertèbre proéminente, juste à la naissance du cou en arrière (la fameuse bosse de bison si elle est envahie de graisse).

— *Le milieu du dos,* c'est-à-dire la zone située entre les deux omoplates, ou dans un jargon plus précis : la zone interscapulaire ou aussi les fixateurs de l'omoplate.

— *Les reins :* rien à voir dans ce cas-là avec l'organe rein. Mais c'est en général la région lombaire avec la fameuse charnière formée de deux articulations importantes : les 4ᵉ et 5ᵉ vertèbres lombaires.

— Nous ajouterons *les épaules* et *les fessiers.*

Ses victimes toutes désignées sont tous les professionnels dont l'attitude de travail est difficile :

— Debout, courbés en avant, penchés sur le côté : les coiffeurs, les dessinateurs, les dentistes. Il ne faut pas oublier que le seul fait de se tenir debout, droit, demande un gros effort musculaire et peut provoquer une grande fatigue.

— Assis avec les bras portés en avant pendant de longues heures : les secrétaires, les mécanographes.

— Au froid, portant des choses lourdes, déplaçant des colis encombrants : les commerçants des marchés en plein air...

— Ou, même à la maison, piétinant devant un évier à une mauvaise hauteur ou devant une table à repasser mal réglée. Et ne parlons pas de ceux ou celles qui tout bonnement pendant le week-end passent l'aspirateur, lavent le sol avec un balai brosse ou nettoient les carreaux...

6. Quand faut-il faire appel au médecin ?

Ce petit livre n'est pas un traité de médecine, mais nous ne pouvons dans notre jeu de piste ignorer et négliger les problèmes graves qui peuvent se révéler à l'occasion d'un incident qui peut paraître anodin.

Si vous avez mal, très mal, mal depuis trop longtemps, si vous êtes inquiets, avant toute chose, il faut demander une consultation à votre médecin, cela s'impose. C'est lui qui par ses connaissances saura orienter les investigations et pratiquer les examens nécessaires : radios, examens de laboratoire. Les renseignements que vous pourrez lui fournir sur votre agresseur lui permettront d'élaborer son diagnostic et de le poser. La solution dans ce cas ne peut être en vous seul, mais vous pourrez apporter votre contribution par la compréhension que vous en aurez.

7. Les causes du mal sont-elles faciles à cerner ?

Reprenons notre jeu de piste et, votre ennemi... traquez-le.

Le coupable est peut-être : un geste trop souvent répété, un geste mal adapté à vos possibilités, un geste mal exécuté, un geste intempestif, brutal, imprévu.

Tous ces éléments peuvent agir pour leur propre compte, séparément ou bien se combiner créant un grand désastre et une grande confusion. Ce sont des suspects multiples à culpabilité fragmentée !

Si nous excluons les causes directes de mal au dos, c'est-à-dire une atteinte bien définie et caractérisée, nous nous apercevons que tout est bon pour avoir mal au dos. Depuis le vêtement trop lourd à la coupe mal adaptée jusqu'aux soucis et au chagrin.

Le mal au dos est souvent un cri de douleur, un appel, un SOS, il ne faut pas le négliger. Car la souffrance est vraie. Et ce n'est pas parce que les radios ne montrent aucune anomalie que le problème n'existe pas. Tous les médecins en ont déjà fait l'expérience : « Les soucis pèsent sur les épaules, mais ne laissent pas de traces radiologiques. » Combien de jeunes femmes souffrent bien souvent du dos par manque d'intérêt pour leur corps, ou par manque d'épanouissement dans leur vie affective.

8. Quelle est l'étendue des dégâts du mal au dos ?

Les douleurs de dos, toutes gravités confondues, de la plus légère et bénigne à la plus invalidante, sont un des plus grands facteurs d'absentéisme saisonnier. La fin de l'hiver et le début du printemps sont des périodes difficiles à passer. C'est là que tous les kinésithérapeutes, pour ne parler que d'eux, voient leur cabinet se remplir de ces patients. Je pense qu'il en est de même pour les médecins.

Par ailleurs, la Sécurité sociale consacrerait 10 % de son budget à la rubrique « Rhumatismes »... Et le docteur Berlioz montre dans une étude statistique que les problèmes lombaires pour la seule région parisienne représentent 50 % des dépenses rhumatologiques (arrêts de travail, frais médicaux, kinésithérapie) !

Il faut reconnaître et savoir qu'un traitement kinésithérapique bien mené et pendant un temps assez long maintient un grand nombre de patients en activité, avec tous les avantages que cela comporte...

Tout cela est très compréhensible car il nous faut remarquer que le mot rhumatisme (dont le sens est large) pour ce qui est du dos équivaut presque en totalité à des *douleurs mécaniques*.

9. Y a-t-il plusieurs sortes de douleurs ?

Il y a des douleurs de dos franches : elles ne trompent pas, elles apparaissent au niveau qui souffre (lumbagos, sciatique, dorsalgies...). Mais il y en a d'autres plus « hypocrites » qui proviennent d'un endroit autre que celui où elles se manifestent !

Par exemple certaines dorsalgies n'ont rien à voir avec les muscles dorsaux ou interscapulaires, mais sont éventuellement la manifestation d'un ulcère d'estomac... Chez la femme une congestion des ovaires peut entraîner des douleurs lombaires. L'individu accablé de responsabilités souffre du cou : les mères de famille comme les P.-D.G. !

Pour compliquer le tout, il nous faut bien comprendre que les douleurs du dos peuvent provenir de deux endroits à la fois et que la colonne vertébrale étant un ensemble solidaire, il faut soigner les deux étages à la fois. En effet, le phénomène douloureux peut se propager plus ou moins loin.

10. Quelle philosophie adopter ?

Menons notre enquête personnelle. Regardons-nous !

Partons du principe que la perfection n'existe ni dans la nature ni dans « la création artisanale », car après tout c'est bien ce que nous sommes ! La symétrie totale, ça n'existe pas. Chacun de nous sait bien que le nez n'est pas toujours au milieu de la figure, que les deux yeux ne sont pas toujours à la même hauteur, ni de la même grandeur : même leur couleur peut être différente !... Qui a le pied droit plus fort, qui la jambe droite plus faible.

Et puis il y a toutes les habitudes acquises souvent par facilité. A part quelques ambidextres bien chanceux, chacun de nous est droitier ou gaucher, ce qui crée encore des différences. Et c'est de ces différences, si elles sont trop flagrantes, que naissent les problèmes de statique et d'équilibre des forces.

Les idées toutes faites

Pour faire une enquête en toute bonne foi, mieux vaut n'avoir au départ aucune idée préconçue... L'occasion d'en finir à tout jamais avec quelques à-peu-près !

- « **J'ai ma sciatique.** » Fort heureusement 8 fois sur 10 ce n'est pas une sciatique. On a mal aux fesses ou aux muscles postérieurs de la cuisse.

- « **J'ai une vertèbre déplacée.** » A part celles du cou qui peuvent s'accrocher un petit peu, il n'est pas facile de se déplacer les vertèbres : elles sont tellement bien arrimées entre elles (voir p. 35).

- « **J'ai mes rhumatismes.** » Dans ce cas rhumatisme égale douleur, donc enquête.

- « **Je suis très cambré(e).** » Très souvent le patient ou la patiente dit cela comme il dirait « j'ai les cheveux frisés » ou « les yeux bleus ». Pourtant, cela n'a rien à voir : la cambrure n'est pas un état définitif. Chez chacun de nous les courbures sont plus ou moins accentuées. Mais le plus souvent ce qui s'appelle la lordose lombaire est accentué par une sangle abdominale trop longue, une mauvaise position du bassin, et aussi une rétraction plus ou moins importante des muscles postérieurs des cuisses au joli nom d' « ischio-jambiers ». Et cela, chez les femmes, souvent à cause de talons trop hauts. La bonne hauteur est d'environ 3 centimètres. A partir de 5, la fatigue arrive vite et l'hyperlordose aussi.

- **« C'est bien de dormir sur une planche très dure »** Ce n'est pas la dureté de la planche qui est bénéfique. Je dirais même que c'est nocif, car, sur un plan trop dur, le corps est meurtri localement aux zones de pression. Ce qui est important, c'est que la planche placée sous le matelas le rende tout à fait plan et indéformable. Ainsi, au long de la nuit, le corps relâche mieux ses tensions.

- **« J'ai mal au dos, je vais faire du sport. »** Non, d'abord repos, ensuite enquête pour faire *la lumière sur la cause.* Après seulement, plan de bataille contre l'ennemi.

Le sport est excellent pour la réadaptation au travail musculaire. Lequel ? Ce ne sera pas le même suivant l'étage où se situe votre problème et votre type de problème.

Globalement le meilleur est la natation, car il s'agit d'un sport symétrique et complet, dégagé de la pesanteur atmosphérique.

Pour un problème lombaire, une sciatique par exemple, on évitera absolument les sports « à choc » : équitation, moto, saut, volley-ball. Par contre, pour une cyphose dorsale chez l'adolescent, le volley-ball sera un sport excellent.

Mais dites-vous qu'en général *les sports sont à manier avec précaution :* tout l'art est dans la manière de les pratiquer. « L'excès en tout est un défaut. »

Le danger et l'avantage du sport, c'est que l'on joue, on se donne tout à lui, on abolit toute censure. Il faut donc un corps parfaitement adapté et une technique très précise.

- « **J'ai mal au dos, c'est grave.** » Pas forcément, mais il traîne dans les esprits des histoires tristes et sinistres, réminiscence des maladies d'autrefois spectaculaires et incurables : la tuberculose principalement. Mais aujourd'hui ces maladies ne sont plus des fléaux, elles se soignent fort bien. Même si l'inconscient en majore la gravité.

- « **Il faut s'étirer régulièrement.** » S'étirer est un besoin que l'on éprouve à certains moments de la la journée ou de sa vie. Il est de toute façon bien meilleur de le faire lentement, progressivement pour arriver à son maximum d'un mouvement continu, sans brusquerie. Ainsi, vous gagnez un maximum d'allongement et d'étirement.

  S'étirer n'est pas une obligation, mais un plaisir. Et le faire brusquement au réveil a bien plus de chances de provoquer une crampe que de vous détendre. Plus on avance en âge, plus il faut penser à s'étirer pour lutter contre l'enraidissement et le tassement. Mais attention encore plus doucement que pour n'importe qui, car les muscles peuvent être de moins bonne qualité (plus fibreux, moins élastiques). L'étirement des épaules est primordial pour ne pas en souffrir à la longue.

- **« J'ai mal au cou (ou à l'épaule), aussi je le bouge tout le temps de peur de m'ankyloser.** » Et vous avez de plus en plus mal ! La meilleure des choses que vous puissiez faire, c'est de mettre d'abord au repos la partie qui fait mal pour laisser « refroidir la crise ». Après, on verra.

- **« L'arthrose est une maladie grave !** » Non, c'est même un phénomène normal. *C'est l'usure d'une articulation,* c'est-à-dire du cartilage qui l'habille. Cependant il existe des poussées d'arthrose (donc d'usure) qui peuvent être très douloureuses à cause du phénomène inflammatoire. Et des arthroses très très avancées qui ne sont pas douloureuses du tout.

L'arthrose normale, c'est l'usure en rapport avec l'âge d'abord, puis avec l'utilisation que l'on fait de son articulation. Ce qui nous amène à dire qu'une articulation qui n'est pas rigoureusement parfaite peut avoir des surfaces de frottement anormales, ce qui entraîne une plus grande usure et bien sûr des douleurs : vertèbres cervicales, lombaires, hanche. On commencera à parler d'arthrose en tant qu'anomalie si à 35 ans vous avez usé vos cartilages de hanche ou de genoux comme si vous en aviez 60.

C'est l'occasion de vous rappeler qu'on construit son corps jusqu'à 20 ou 25 ans ; jusqu'à 30 ans on l'utilise sans dégât et à partir de 30 ans l'usure s'installe. C'est pourquoi il nous faut être vigilants dans la manière d'utiliser et de dépenser notre capital. Les cartilages qui habillent les surfaces articulaires ont le gros défaut de ne pouvoir être ni changés ni réparés. Pour soulager une articulation qui souffre, il faut obtenir le déplacement des points de frottement, soit par une rééducation, soit chirurgicalement suivant le cas. Lorsqu'une porte frotte sur le sol, elle fait du bruit, elle coince et on la rabote...

- « **Un bec de perroquet, c'est une maladie.** » Lorsque le cartilage qui recouvre l'articulation se détruit, il y a arthrose. En même temps, il se fendille, l'os prolifère et forme de petites excroissances osseuses semblables à des épines recourbées : ce sont des becs de perroquet, fort peu sympathiques, il faut le reconnaître, et parfois fauteurs de troubles.

- « **La scoliose, c'est sérieux.** » C'est une déformation de la colonne vertébrale, avec des courbures plus ou moins nombreuses, avec une amplitude plus ou moins grande. De façon dramatique par sa rapidité d'évolution, elle peut faire des ravages sur le dos des enfants à la puberté, lors de grandes poussées de croissance. Il faut être vigilant car seule la rapidité de réaction est efficace.

Elle sévit aussi chez les vieillards atteints de décalcification : l'ostéoporose. C'est une déformation grave, car elle agit au niveau du squelette même.

A ne pas confondre avec l'attitude scoliotique apparue dans certaines conditions — douleurs lombaires, enfants mal assis à l'école... — et qui peut être effacée par une prise de conscience et des soins adaptés.

• **« Et la coxarthrose ? »** La coxarthrose est une arthrose de la hanche. Elle est en général provoquée par « une anomalie de fabrication » : tête du fémur irrégulière — angle du col fémoral anormal — cavité du cotyle insuffisante et avec une surcharge pondérale de surcroît. Les frottements sont toujours agressifs au même point, ce qui favorise l'usure. Ce n'est pas irrémédiable : tout dépend du moment de la vie où l'on fait cette découverte. Les différentes solutions sont à envisager avec le médecin.

Anatomie du dos

A part quelques points faibles et mal réussis — très peu, il faut bien le reconnaître —, un corps est une réalisation admirable. Et nous devrions tous être béats d'admiration devant une telle merveille de précision, de finesse, de force et de beauté. La partie du corps qui nous intéresse est le *tronc.* Il offre une gamme assez fournie de mouvements :

— la flexion (exemple : venir toucher son genou) ;
— l'extension (lever la tête et se redresser) ;
— l'inclinaison latérale (donner la main à un jeune enfant qui marche à côté de vous) ;
— la rotation à droite, à gauche ;
— la translation (qu'on utilise dans certaines danses).

Ces mouvements peuvent être exécutés et utilisés seuls ou combinés entre eux. Pour nous donner autant de possibilités, le tronc est composé d'éléments très variés.

1. Les os

Les différentes parties du tronc sont :
— le bassin ;
— les côtes formant la cage thoracique ;
— le sternum ;
— les omoplates ;
— et, reliant la tête au bassin, la colonne vertébrale.

} éléments à problèmes

Pour nous concentrer sur notre sujet, nous porterons le regard sur :

— **Les omoplates :** à part leur forme originale, il n'y a pas grand-chose à en dire ici.

— La si fameuse **colonne vertébrale :** trente-deux à trente-cinq étages du haut en bas ; elle se compose de :

7 vertèbres cervicales ;
12 vertèbres dorsales ;
5 vertèbres lombaires ;
5 vertèbres sacrées soudées entre elles pour donner le **sacrum** ;
3 ou 5 vertèbres coccygiennes (nombre non fixe), soudées elles aussi entre elles pour former le **coccyx,** si sensible à la chute sur les fesses.

Entre chaque vertèbre, un coussinet fibreux, **le disque intervertébral,** sert d'amortisseur et aide au lié du mouvement de deux vertèbres entre elles et donc participe à la mobilité de toute la colonne.

Les disques n'ont pas tous la même épaisseur : celle-ci varie avec l'étage auquel ils sont situés. Mais ce que nous devons savoir, c'est que plus les disques sont épais, plus la mobilité est grande. La perte de l'épaisseur produit un tassement et donc une diminution d'amplitude.

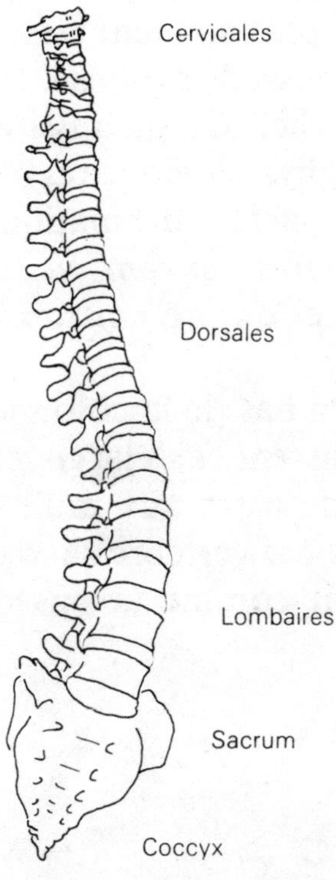

Colonne vertébrale vue de trois quarts

La colonne vertébrale est coupable de 99 % des douleurs. Tout au long de ses trente-cinq étages, elle se plie, se redresse et ondule. Elle présente des courbes qui sont normales et ponctuelles. De haut en bas,

— une lordose cervicale
— une cyphose dorsale
— une lordose lombaire
— une cyphose sacrée

} d'arrière en avant

La *lordose* n'est pas une atteinte, mais tout simplement une courbure en creux. Elle peut être normale, on dit *physiologique.* Elle peut être anormalement accentuée, on dit alors *hyperlordose,* et ce phénomène provoque le plus souvent des douleurs.

J'ai parlé aussi de *cyphose,* c'est-à-dire courbure en bosse ou en relief. On dit aussi *voussure.* Elle peut être normale ou physiologique ou bien accentuée, dans des proportions parfois dramatiques.

Ces courbures peuvent aussi être inversées, ce qui est anormal et *donne naissance à la douleur.*

Du haut en bas de la colonne vertébrale, les *vertèbres* s'épaississent et s'élargissent : la cinquième lombaire, ce « monstre aux mille têtes », qui s'articule avec la première vertèbre sacrée ou plateau sacré, est véritablement comme la base d'un pilier ou d'une colonne.

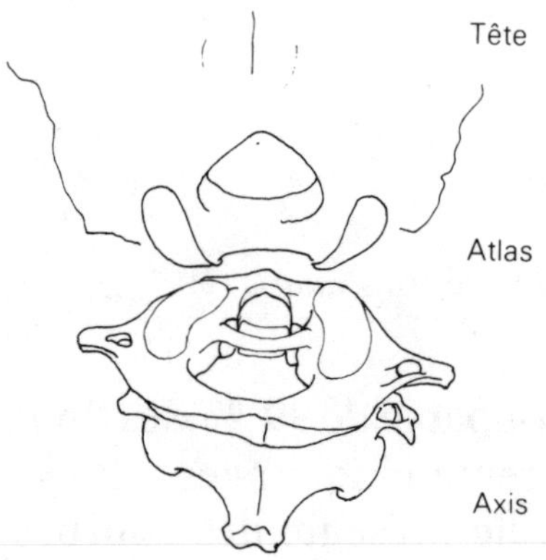

Articulations de la tête

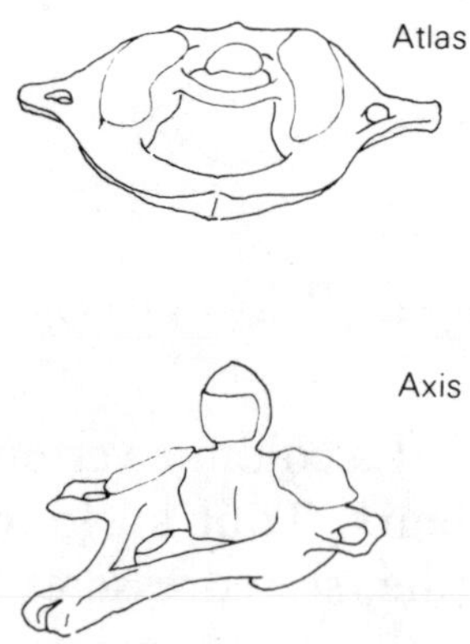

Deux vertèbres particulières

Les vertèbres ont des noms : elles portent le nom de la région qu'elles déterminent. Il n'en est guère que deux qui ont un nom particulier, les deux premières cervicales : l'atlas et l'axis. Les autres portent l'initiale de la famille suivie de leur « numéro » d'étage en partant du haut. Par exemple on parle de septième cervicale ou C 7, de la dixième dorsale ou D 10, de la troisième lombaire ou L 3.

Les vertèbres n'ont pas toute une importance égale, il y en a de plus célèbres que d'autres. En général, cette célébrité est de mauvais aloi ! Ce sont les vertèbres de transition importantes dans l'articulation du « grand serpent » :

— C 1 - C 2 (atlas - axis) : articulation de la tête avec le cou. Douleurs fréquentes car cette articulation est tellement surmenée !

— C 5 - C 6 : carrefour des mouvements du cou.

— C 7 - D 1 : articulation du cou avec le thorax, que forment les côtes.

— D 12 - L 1 : articulation du torse avec la ceinture lombaire.

— L 5 - S 1 : la « fameuse » charnière lombaire si coupable, si responsable de notre bien-être ou de notre souffrance.

Tout cela est un peu ennuyeux et vous pensez que notre criminel court toujours sans que nous ne fassions rien pour le rattraper ! Mais non, il nous faut absolument connaître tous les protagonistes de l'action, et bien comprendre les rapports qui existent entre les uns et les autres.

Avec la seule colonne vertébrale, nous avons déjà un grand nombre de suspects ! 32 à 35 vertèbres plus ou moins importantes et dynamiques les unes que les autres : 35 coupables potentiels.

Les vertèbres sont différentes selon les groupes, mais elles ont des caractères communs.

Elles sont toutes constituées en avant d'un corps vertébral, épais et massif ; en arrière, de l'arc postérieur qui porte l'apophyse épineuse que vous pouvez toucher sous la peau.

Tous les arcs postérieurs se placent les uns au-dessus des autres et déterminent une gouttière, ou plutôt un canal osseux : le *canal rachidien,* dans lequel se loge la moelle épinière. Il délimite aussi des espaces : les trous de conjugaison par où sortent les nerfs issus de la moelle ; un de chaque côté à chaque niveau. Voilà encore bien des coupables en puissance...

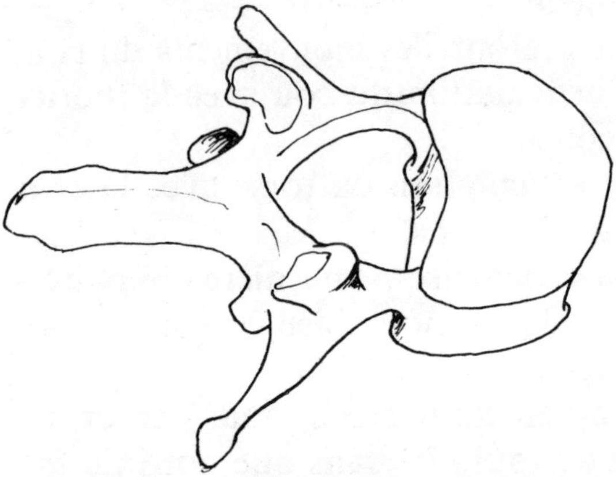

Vertèbre lombaire

En fait, en général, ils sont presque toujours bâtis sur le même modèle et il y en a moins qu'il pourrait y en avoir, c'est déjà une chance !

2. Les articulations et les ligaments

Donc les vertèbres sont placées les unes au-dessus des autres. Entre elles, s'interpose un disque (qui sert d'amortisseur) mais pour que ce magnifique édifice, telle une pyramide de gobelets, ne se disloque pas, il faut les réunir, les attacher solidement ensemble, et c'est le rôle des *ligaments* :

— des ligaments courts de vertèbre à vertèbre ;

— des ligaments longs passant en pont sur toute la longueur de la colonne vertébrale. L'un en avant : le ligament vertébral commun antérieur. L'autre en arrière des corps vertébraux : le ligament vertébral commun postérieur ;

— les ligaments sus et inter-épineux, situés à l'arrière des épineuses.

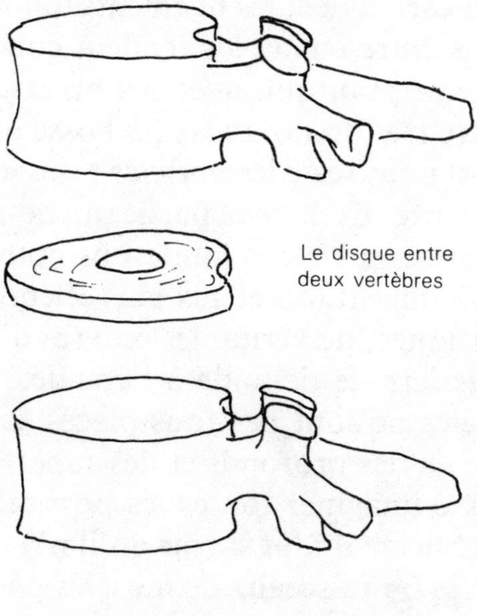

Le disque entre deux vertèbres

Entre chaque vertèbre, je l'ai déjà dit mais ne l'oublions pas, se place le disque intervertébral. C'est lui qui, avec son noyau (le *nucleus*), joue le rôle d'amortisseur fibreux et en quelque sorte hydraulique. Il transmet les pressions aux corps vertébraux. Tout est parfait si le disque est en bon état, pas fissuré, pas trop usé, sinon certains mouvements peuvent créer des problèmes et provoquer la douleur. Et voilà un coupable potentiel de plus !

3. Les muscles

Notre terrain d'investigation est maintenant mieux cerné : la face postérieure du tronc. Après avoir éliminé successivement de notre enquête : les os proprement dits, les articulations douloureuses par tendinite ou usure du cartilage et les ligaments qui arriment les différents os entre eux et les rendent cohérents — si l'on excepte la peau qui, avec ses placards de cellulite, peut être très douloureuse (la bosse de bison, les épaules) — il nous reste les *muscles :* nos « moteurs » en quelque sorte. Et dans la partie qui nous intéresse, il y en a beaucoup ! Nous limiterons notre énumération aux plus importants et aux plus célèbres. Certains sont magnifiques, de véritables œuvres d'art : le trapèze, les fessiers, le deltoïde à l'épaule.

Les muscles ne sont pas tous placés sur un même plan : il y en a des profonds et des superficiels, aussi je vous laisse imaginer toutes les possibilités ! Pour la région cervicale il faut savoir qu'il n'y a pas moins de 25 muscles ou faisceaux de muscles pour conduire et rendre possibles tous les mouvements de la tête et du cou.

Pour la région dorsale et l'épaule qui lui est directement liée par le jeu de l'omoplate, la frontière n'existe pas. Tout le monde sait reconnaître les omoplates, ces palettes posées sur la partie postérieure de

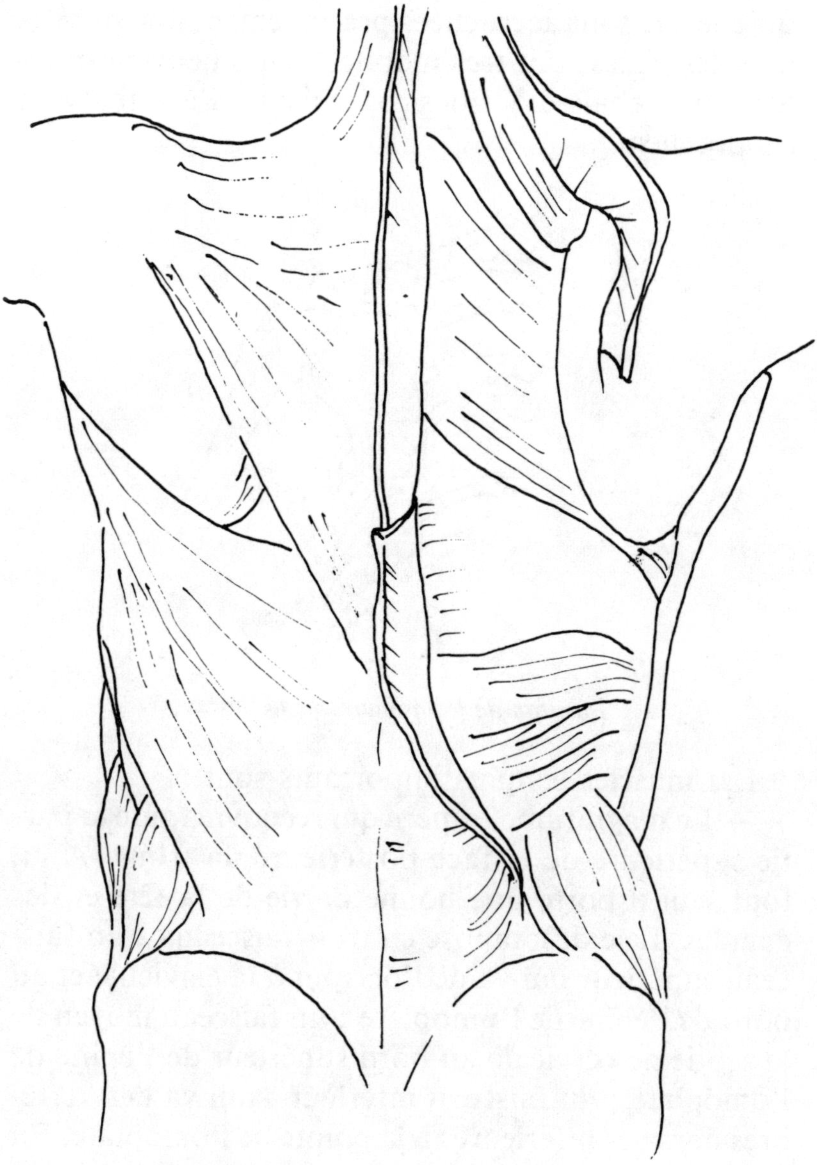

Les muscles du dos

notre cage thoracique. Elles sont plus ou moins gracieuses certes, mais en y regardant de plus près nous découvrons qu'elles sont juste posées sur notre dos et qu'elles ne sont accrochées pratiquement que par des muscles. Elles sont très mobiles : elles peuvent monter ou s'abaisser. Elles basculent, s'écartent, se rapprochent.

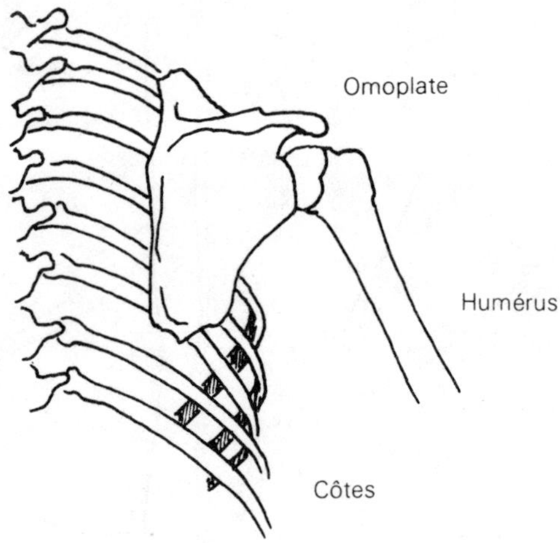

Position de l'omoplate sur le thorax

Les muscles les plus importants sont :

— Le magnifique *trapèze* qui recouvre toute la partie supérieure de la face postérieure du tronc. A lui tout seul il porte une bonne partie de la tête et des épaules. Il se décompose en trois faisceaux : un faisceau supérieur qui va de l'occiput à la clavicule et au bord de l'épine de l'omoplate ; un faisceau moyen de la septième cervicale au bord supérieur de l'épine de l'omoplate ; un faisceau inférieur : qui va des vertèbres dorsales inférieures à la pointe de l'omoplate. En résumé ce muscle d'une part couvre le dos, de la base du crâne à la dernière vertèbre dorsale et d'autre part il s'insère sur la clavicule et l'omoplate.

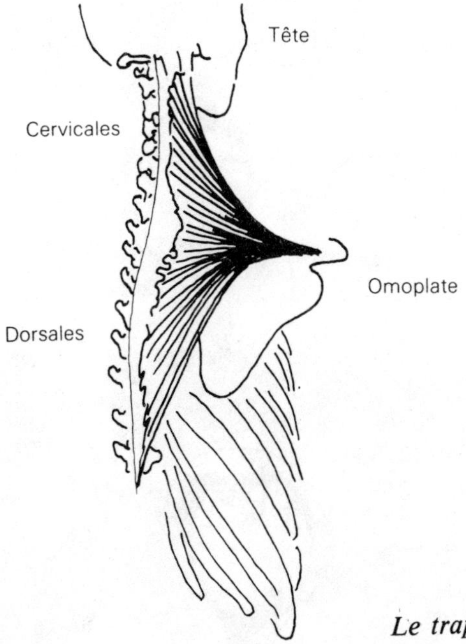

Le trapèze

— Ensuite nous trouvons les *rhomboïdes,* grands et petits, de part et d'autre de la colonne vertébrale et reliant la partie moyenne des omoplates.

— Un peu plus profond, et plus bas encore, nous avons aussi le *grand dorsal* qui va des six dernières vertèbres dorsales à la crête iliaque, en passant sous l'omoplate jusqu'à l'humérus.

— *Le long dorsal,* comme son nom l'indique, court tout le long du dos.

— Le *carré des lombes* réunit la crête iliaque aux apophyses transverses des quatre dernières vertèbres lombaires et à la première côte.

— Les *fessiers :* le grand, le plus superficiel en

arrière qui s'insère sur la crête iliaque, et ligne âpre du fémur ; le moyen, de l'os iliaque au grand trochanter (fémur) ; le petit : beaucoup plus profond.

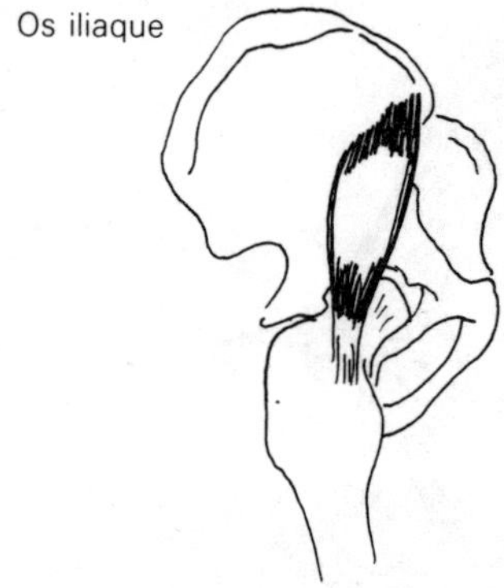

Petit fessier

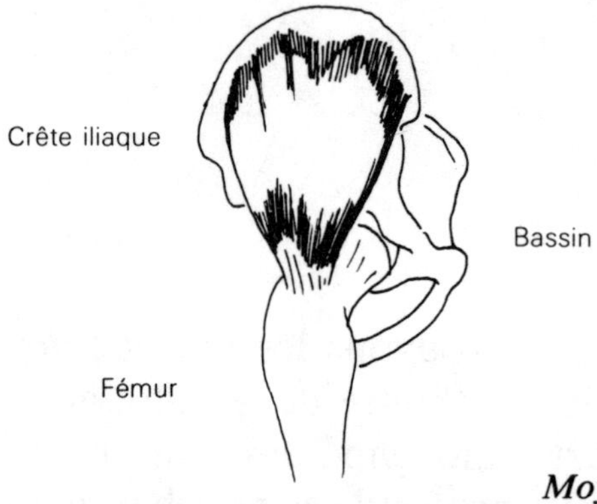

Moyen fessier

J'allais ajouter à cette description les différents *nerfs* qui sillonnent cette région, mais je vous en ferai grâce...

Maintenant que vous connaissez mieux votre dos, essayez par la pensée de décomposer ce que vous faites lorsque vous portez une valise ou un paquet lourd...

Au poids de votre bras (3 à 5 kilos), vous ajoutez les kilos de votre valise ou de votre sac. Le tout tirant...

sur le dos... car les bras aussi sont portés par les muscles du dos. Pour vous en rendre compte, essayez de porter vos deux bras parallèles en avant et vous ver-

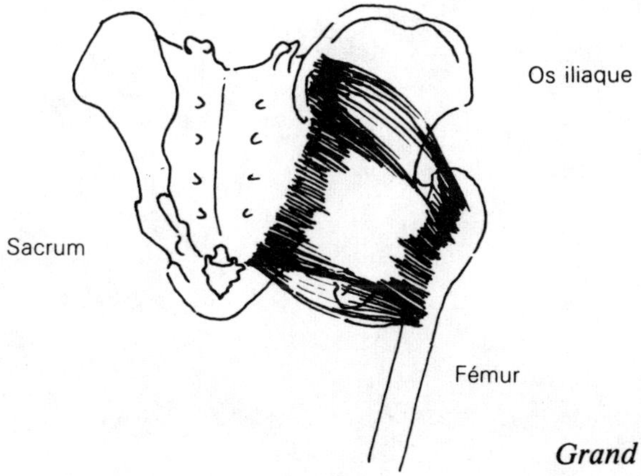

Grand fessier

rez combien le dos au bout d'un certain temps se met à souffrir.

Demandez-vous avec quoi vous retenez tout ça et si vous répondez juste, vous comprendrez tout de suite pourquoi hier matin vous aviez mal au dos !

Ainsi, l'on peut dire que tous les mouvements de travail manuel passent par le bras, les épaules, les omoplates et... les *muscles du dos*.

L'interrogatoire

Le moyen de sortir d'un problème physique est le plus souvent de prendre conscience de nous-même. La conscience de notre fonctionnement intérieur et de nos gestes. Il en va des douleurs de dos comme des causes d'allergie. Oui, la recherche de l'origine d'un trouble, l'interrogatoire du médecin, c'est cela. Et je dis bien *interrogatoire,* car toutes les questions qu'il nous aide à nous poser sont destinées à faire la lumière et à trouver le responsable, pour ne pas dire tout de suite le coupable.

Il y a quelques années, j'ai fait la première crise d'urticaire spectaculaire de ma vie, et le médecin que j'ai consulté m'a dit : « Il faut faire une véritable enquête policière pour trouver la cause. » Pour nos douleurs de dos, il en va de même, il nous faut mener une véritable enquête pour trouver le ou les coupables. Il nous faut remonter dans le temps et parfois très loin en arrière. Peut-être un jour un incident minime, à peine enregistré, très vite oublié, aura été le point de départ d'un problème plus important et plus aigu.

Voilà un questionnaire peut-être incomplet, mais

qui, j'en suis sûre, pourra vous servir de base de travail.

AVEZ-VOUS MAL ?

Si vous n'avez pas mal, tout est bien.

Si vous avez mal...
Vous avez mal :

1. où ?
2. comment ?
3. quand ?
4. en faisant quoi ?
5. depuis combien de temps ?
6. la douleur est-elle soulagée au repos ?

Autant de questions qu'il faut détailler...

1. OÙ ?

« *Dans le dos* », c'est vague. Cherchons à préciser :

Partie haute ?
- cou ?
- épaule ?
- dos ?

Partie basse ?
- région lombaire ?
- fesses ?
- hanches ?

2. COMMENT ?

Partie haute :
- — douleur diffuse ?
- — douleur précise en un point que l'on peut toucher ?
- — douleur précise sur un trajet précis ?
- — douleur immobile ?
- — douleur au mouvement ? lequel ?

Partie basse :
mêmes questions.

Si la douleur est diffuse, essayez de la définir :
Aiguë ?
Faible ?
Constante (ou rythmée) ?
Impression de brûlure ?
Chaleur ?

Si la douleur est précise, en un point ou sur un trajet, est-elle
superficielle ?
profonde ?

Cernez la surface douloureuse.
Aspect :
- — rouge ?
- — gonflée ?
- — chaude ?

Localisation exacte :
- — la peau ?
- — le muscle ?

— l'os ?
— l'articulation : dessus ou dessous ?

3. QUAND ?

La douleur est-elle constante ?
— debout / assis / couché ?
— de nuit / de jour / du soir / du matin ?
— sans bouger / en ne faisant rien ?

Si la douleur est constante :
Quand avez-vous mal ?
— au réveil ?
— au coucher ?
— la nuit ?
— au travail ?
Pouvez-vous la relier à quelque chose ?
Ce quelque chose peut vous paraître saugrenu, sans rapport aucun, *dites toujours !*

4. EN FAISANT QUOI ?

En vous levant ?
En vous baissant ?
En vous couchant ?
En vous penchant en avant ? en arrière ?
En tournant la tête ?
En la baissant ou en la relevant ? (On pourrait même simplement dire parfois qu'en bougeant le petit doigt, vous pouvez réveiller « votre douleur »)

En toussant ?
A la défécation ?
En éternuant ?

5. DEPUIS COMBIEN DE TEMPS ?

Apparition :
— récente ?
— brutale ?
— fulgurante ?
— intolérable ?
— sans cause apparente ?
— totale d'emblée ?
Déclenchement possible à situer dans le temps ?
— un geste ?
— un choc ?
— une chute ?
— un incident ou un accident ?
S'agit-il *d'une apparition récente à l'état de douleur, mais qui depuis longtemps est là,* se manifeste, se calme, revient sans que vous sachiez dire pourquoi, quand, comment. Douleur lancinante mal définie ?

6. LA DOULEUR EST-ELLE SOULAGÉE AU REPOS ?

7. LA DOULEUR EST AGGRAVÉE PAR QUOI ?

Éternuement ?

Toux ?
Défécation ?
Inclinaison de la tête ?
— en avant ?
— en arrière ?

En résumé :

si vous avez trop mal,
si vous avez mal depuis longtemps,
si vous avez trop mal depuis trop longtemps,

une seule attitude raisonnable est de courir non pas chez n'importe qui ou n'importe où, mais *consulter votre médecin.*

Car il est rare, pour ne pas dire impossible, qu'un tel type de douleur passe tout seul. Le « Ça passera bien » est peu probable, surtout si votre douleur apparaît ou est aggravée

à la toux,
à la défécation,
à l'éternuement,

ou si, en baissant la tête, une douleur fulgurante se réveille dans le dos.

On ne devient jamais malade si on consulte à tort, alors que, prises à temps, combien de maladies s'éloignent et guérissent vite...

Analyse de quelques réponses à l'interrogatoire

Une douleur du petit matin :

— Mauvaise position de nuit, mauvais lit, mauvais oreiller probablement.

— Peut-être une dépression.

Une douleur, toujours la même, après une journée de travail :

—A priori, mauvaise attitude de travail.

Deux exemples :

Une jeune secrétaire avait mal au cou pour un téléphone mal placé, auquel elle répondait cent fois par jour.

Une de mes patientes avait une douleur persistante dans l'épaule, accompagnée d'une douleur dorsale plus basse... Enquête pratiquée, le coupable était un geste, toujours le même, qu'elle effectuait au cours de son travail : cette dame rédigeait une grosse étude et toute sa documentation, des ouvrages volumineux et lourds, était placée derrière elle. Or, son siège n'était pas pivotant.

Cela paraît évident après coup, mais — heureusement ou malheureusement — nous n'avons pas toujours pleine conscience de nos gestes...

Une douleur du cou en fin de journée, accompagnée de maux de tête :

— Pas de frappe à la machine chez cette jeune femme. Le coupable était *un éclairage* mal adapté au plan de travail, soit insuffisant, soit trop violent avec des brillances.

— Un *vent coulis* peut aussi être un coupable.

Une douleur irréductible du cou :

— Après enquête, mise en évidence du déficit d'un œil — totalement aveugle depuis l'enfance. De ce fait, il y avait une compensation au niveau du port de tête, totalement oubliée.

Exercices

La respiration

Avant de parler des exercices pour le dos à proprement parler, il nous faut redire que le corps est un ensemble solidaire.

Ne soyez pas surpris que nous commencions notre travail par la respiration. C'est la clé de tous les exercices que je vous proposerai par la suite.

Le lieu ? peu importe : 1,50 m sur 0,60 m de surface plane, un petit tapis de plage en mousse de nylon habillé d'éponge, c'est gai, commode, confortable, facile à caser, peu onéreux.

Le tenue déshabillée qui vous laissera le plus libre de bouger et de vous contrôler rapidement du regard.

Un peu de bonne volonté, de désir et d'enthousiasme en toile de fond.

POSITION DE DÉPART

- couché sur le dos ;
- le menton rentré (faire un double menton) sans crispation pour bien allonger la colonne cervicale ;

- la région lombaire bien au contact avec le sol ;
- les genoux fléchis, les pieds bien à plat ;
- les bras le long du corps, retournés, paumes face au ciel, sans raideur aucune.

PREMIER TEMPS : L'INSPIRATION

1. Inspirez par le nez lentement, calmement, en faisant pénétrer de l'air dans vos narines avec plaisir, comme si vous vouliez longuement respirer le parfum d'une fleur (surtout pas de brusquerie à l'inspiration car vous risqueriez de fermer vos narines).

2. Tout naturellement, en continuant à inspirer, vous remplissez vos poumons.

La cage thoracique se soulève, les côtes s'écartent et en respirant toujours « votre fleur » vous sentez, ou bien vous sentirez, vos poumons se « déplisser » et se remplir.

3. Puis, si vous continuez toujours à inspirer, pour trouver de la place, l'air va dilater les poumons vers le bas (le « gril costal » a une amplitude limitée). Le diaphragme s'abaisse, repousse les organes dans la cavité abdominale et le ventre saille légèrement. *Le plein est fait !*

DEUXIÈME TEMPS : L'EXPIRATION

1. Expirez par la bouche d'abord en poussant un profond soupir, comme si toute la misère du monde s'abattait pour un instant sur vous (ce n'est qu'une image, bien sûr) ;

— les côtes s'effondrent ;

— le sternum s'enfonce légèrement et là, pour continuer à chasser tout l'air vicié, ou tout du moins le plus d'air vicié possible (on ne peut jamais tout éliminer), vous vous servez de... **vos abdominaux,** nous y voilà !

2. Pour qu'ils servent à l'expiration, vous les contractez lentement, tranquillement, avec concentration.

Le ventre se serre (surtout ne le rentrez pas, ne le creusez pas, cela ne servirait à rien), pour mettre à l'étroit les organes et les obliger, pour trouver de la place, à remonter ou à repousser le diaphragme vers le haut. Dans son ascension, il repoussera encore un maximum d'air vers l'extérieur (si vous gardez la bouche légèrement ouverte comme pour faire de la buée sur une glace).

Et le vide, ou presque, se fait !

Vous restez ainsi un peu contracté puis vous relâchez et c'est le

TROISIÈME TEMPS

Temps étale comme la mer entre la marée descendante et la marée montante. Ce temps est plus court mais aussi important que les deux autres.

Vous restez détendu une seconde ou deux, afin que chaque « participant » reprenne sa place.

ET ON REPART

Essayons pour voir.

Premier temps : Inspirez par le nez, tranquillement, profondément (pensez à la fleur), narines largement ouvertes. Inspirez à fond sans déformer votre position ni soulever votre dos du sol.

Deuxième temps : Soufflez par la bouche profondément. Poussez un grand soupir puis contractez vos abdominaux.

Troisième temps : Repos, relâchez tout.

RECOMMENÇONS

Inspirez lentement en sentant se déplisser vos alvéoles pulmonaires comme autant de petits sacs que vous remplissez.

Soufflez : rejetez un maximum d'air vicié, ce qui vous permettra de remplacer l'air usé par de l'air chargé d'oxygène. Il est évident que pour remplir un vase d'eau propre, il faut d'abord le vider de son eau sale...

Et on continue ainsi 4 ou 5 fois avant de commencer les exercices d'abdominaux à proprement parler. **Mais voilà déjà un moment que vous faites des abdominaux presque à votre insu !**

PETITS TRUCS

— Si au départ vous avez du mal à inspirer profondément, commencez par bien souffler, le plus possible, pour « vider votre vase », puis on démarre : inspirez — soufflez — repos et ainsi de suite.

— Vous avez remarqué que je vous ai dit chaque

fois à l'expiration « **serrez** » votre ventre. J'insiste, car c'est **la clé de la réussite : serrer n'est pas creuser.**

— Il n'est pas facile de se rendre compte seul de ce que fait son corps, mais voici différents petits moyens pour essayer d'y arriver :

- Vous pouvez exercer un contrôle en posant légèrement (paume des mains et doigts bien ouverts) une main sur la poitrine, une main sur le ventre et là vous saurez si la cage thoracique se soulève et s'abaisse puis si les abdominaux se contractent à bon escient.
- Vous pouvez aussi poser les mains bien à plat de chaque côté de la cage thoracique, les paumes posées sur les côtes. A l'inspiration, vous remplissez vos mains avec votre thorax : elles s'écartent. A l'expiration, elles se rapprochent.

— Si à l'inspiration vous sifflez et restez le souffle court, c'est que vous fermez vos narines. Attention !

— Si à l'expiration vous sifflez, c'est que votre bouche est fermée, les lèvres serrées au lieu d'être ouvertes ; pensez à la buée sur la glace, cela vous aidera.

REMARQUE IMPORTANTE

La respiration est l'exercice le plus difficile à mettre en place et à intégrer. Bien sûr, me direz-vous, « *tout le monde respire* ». C'est vrai, mais je vous répondrai *qu'il en est certains qui respirent juste assez pour ne pas mourir d'asphyxie.*

Vous pensez avoir compris le geste respiratoire avec

votre esprit mais le corps, lui, mettra presque toujours plus de temps pour bien assimiler, accepter d'obéir et vous satisfaire.

Il n'y a que la répétition sans relâche, jour après jour, sans découragement, qui apportera le résultat positif en récompense.

Ensuite nous serons amenés à nous poser cette question : quels exercices privilégier (il est bien évident que l'on ne peut tout faire) ?

Les abdominaux

(Voir « Le Ventre plat, c'est facile »)

Il faut être convaincu qu'on n'a jamais un bon dos sans un bon ventre.

A bon dos, bon ventre ! (L'inverse n'est pas vrai.)

Nous utiliserons le principe du raccourcissement de la sangle abdominale, car sans elle notre statique correcte sera impossible.

Donc dans les exercices que nous pratiquerons, nous essaierons toujours d'intégrer le travail des abdominaux en course interne pour viser une sangle abdominale *tonique* et *courte,* seul moyen efficace en plus de notre bonne tenue de protéger notre charnière lombaire.

La contraction abdominale diminuant la capacité abdominale comprime les organes qui ainsi, de l'intérieur, viennent appuyer sur la paroi postérieure osseuse et maintenir l'articulation de la charnière lombaire.

La respiration, premier des exercices d'abdominaux, joue sur l'articulation des côtes entre elles et de ce fait maintient une bonne mobilité et un bon jeu musculaire.

Cette sangle abdominale se compose, il n'est pas trop de le rappeler, de trois groupes musculaires :
— les *grands droits ;*
— les *obliques ;*
— le *transverse,* aussi appelé le muscle corset.

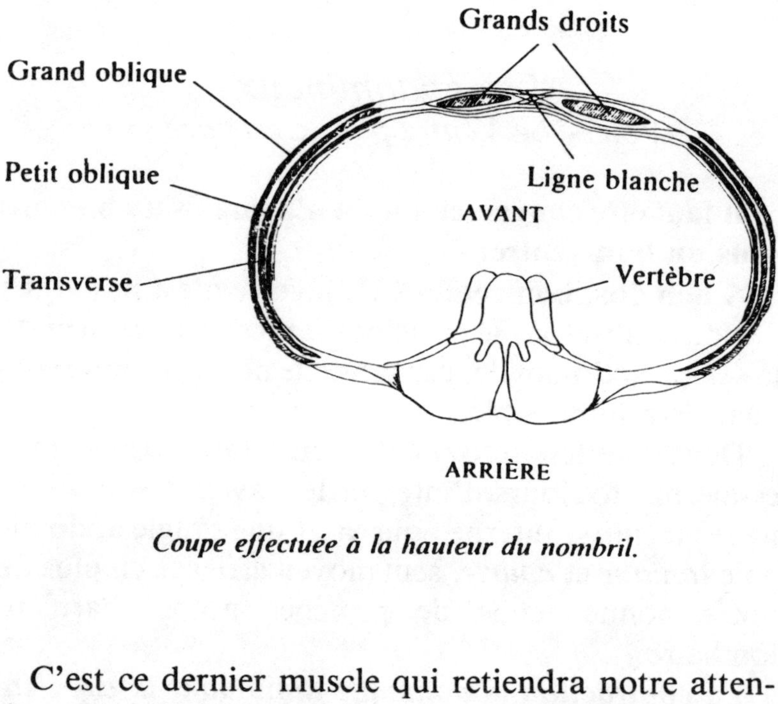

Coupe effectuée à la hauteur du nombril.

C'est ce dernier muscle qui retiendra notre attention, car c'est le plus important pour maintenir la région lombaire : c'est un corset vivant, adaptable, capable de développer sa tonicité en cas de besoin et même de danger. On peut se rendre compte immédiatement du plus apporté « à la meilleure gaine » quelles que soient sa marque et ses qualités.

La méthode

Les exercices que nous choisirons seront simples — très simples —, afin d'être très clairs et faciles à exécuter. Car la difficulté de ces exercices réside dans l'exécution parfaitement correcte aussi bien que dans la recherche de la bonne attitude de départ ou d'arrivée.

Au fur et à mesure de notre aisance, nous pourrons augmenter :

1. La résistance à l'effort

par l'accroissement du nombre d'exercices dans la série (5 au lieu de 3) et le nombre de séries, 2 ou 3 au lieu d'une. Évitez surtout le *pilotage automatique* (c'est-à-dire la distraction qui s'installe lors d'une série trop longue).

Pour que le travail soit efficace, votre esprit et votre conscience doivent accompagner tout au long le développement de votre geste, donc de votre exercice.

2. La puissance des gestes

et ce en chargeant le muscle ou le groupe musculaire à faire travailler. Évidemment sa charge sera progressive. Pour des haltères par exemple on commencera par des poids de 500 g puis 1 kilo (suffisant pour une femme) ; 1 kilo 5 conviendra pour un homme.

Ne vous transformez pas en *haltérophile.* Ce n'est pas le but poursuivi !

LE CHOIX DES EXERCICES

Ce schéma de travail sera pratiquement toujours le même, quel que soit le niveau de vos possibilités aussi bien en amplitude qu'en puissance.

Toujours partir de très bas (presque en dessous de vos moyens) **et augmenter.**

Il ne faut surtout pas brûler les étapes, car les déformations arrivent vite et les mauvaises habitudes aussi, engendrant des problèmes qui vous obligeraient à recommencer l'enquête « sur un autre point de votre territoire ».

Votre démarche sera donc simple. Vous irez chaque fois du plus simple (et vous saurez vous en contenter) au plus complexe.

Donc départ :
— de la position couché sur le dos, puis :
— couché sur le côté
— couché à plat ventre
— position à quatre pattes
— position assise

— position debout pour finir.

J'espère et souhaite que le problème des abdominaux soit résolu et que la bascule du bassin soit un geste devenu simple et naturel !

ÉTUDE DE SOI

Donc, si nous voulons avoir une attitude raisonnable et constructive, reprenons tout de zéro : vous avez mal, ou vous n'avez pas mal.

Si vous n'avez pas mal vous avez toujours intérêt à suivre les conseils de prudence énoncés, c'est-à-dire à commencer toujours par des exercices qui vous sembleront au-dessous de vos possibilités, mais qui vous permettront de vous situer au moment précis de votre trajectoire du jour ou de l'heure.

Si vous avez mal, très mal, vite, ne traînez pas, allez voir votre médecin. Il saura vous prescrire le traitement approprié : des médicaments peut-être, de la kinésithérapie aussi. Les massages bien faits et adaptés sont le moyen souvent idéal pour désamorcer « une crise ». La balnéothérapie sur des problèmes anciens et fixés fait merveille...

Maintenant si vous avez mal, mal tout simplement, que votre enquête vous a amené à décrire pourquoi et que vous savez que ce n'est pas grave, mais bien douloureux peut-être :

— **Avant toute chose, le *repos*** *(rien ne sert de tirer et de faire travailler un muscle contracté),* laissez votre corps se reprendre, se détendre : **pour l'aider,** vous pouvez prendre **un bain tiède** (pas plus de 37°, c'est déjà chaud). Si vous n'avez pas évidemment de contre-indication médicale, prendre par contre **une douche chaude,** très chaude même **en un point précis** (évidemment, n'allez pas jusqu'à vous brûler ! ne me faites pas dire ce que je ne veux pas dire).

— Et puis tout doucement, sans vous brutaliser, sans vous forcer, en étant doux et prévenant avec vous-même *(car votre corps est bien le meilleur ami que vous devez avoir),* vous essaierez de vous coucher sur le dos. Jambes fléchies, pieds au sol, tête légèrement surélevée si vous préférez (mais choisissez une serviette de toilette pliée ou une éponge ferme et suffisamment large), bras le long du corps et là tout simplement : **vous respirez, d'abord avec précaution puis plus amplement** et **vous essaierez de vous sentir bien ainsi.**

LE RYTHME

A votre vitesse (chacun a la sienne) vous introduirez un exercice puis un autre et à pas plus ou moins rapides vous couvrirez votre distance et un beau matin vous sentirez que vous émergez du tunnel en sachant utiliser votre corps et vos possibilités au mieux.

Passons aux exercices.

Prenez votre petit tapis de mousse.

Un coin tranquille.

Sept minutes pour vous : fermez la porte, décrochez le téléphone...

Un peu de bonne humeur, pas de hâte, si vous n'avez pas de temps aujourd'hui, prenez une minuterie, branchez-la sur 5 minutes (ça, on les trouve toujours), car 5 minutes chaque jour valent mieux que 15 tous les trois jours.

Choisissez le moment qui vous va le mieux, peu importe, sachant tout de même que **la gymnastique du soir aide au sommeil et que celle du matin propulse la journée.**

Cela étant dit : au travail. Oui, nous pouvons dire « Au travail », mais c'est un travail bien agréable (du moins je l'espère). Pour vous y reconnaître plus facilement, nous rappellerons que les exercices sont toujours énoncés du plus simple au plus difficile et que devant chacun d'eux figurera un signe qui vous permettra de savoir à quelle partie du dos il se rapporte plus particulièrement. Vous pourrez ainsi faire votre programme jusqu'au jour, et ce sera partie gagnée, où votre corps s'alliera à votre fantaisie pour un choix heureux et facile.

Les exercices ont été classés selon leur position de départ.
Pour savoir quelle partie de votre dos ils vont faire travailler, reportez-vous au symbole indiqué dans la marge.

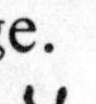

cou et épaules

dos

lombaires.

Couché sur le dos

Sur votre petit tapis de mousse, après vous être assuré un peu de tranquillité :
vous vous allongez sur le dos genoux fléchis, pieds au sol, nuque longue : menton rentré, bras le long du corps.

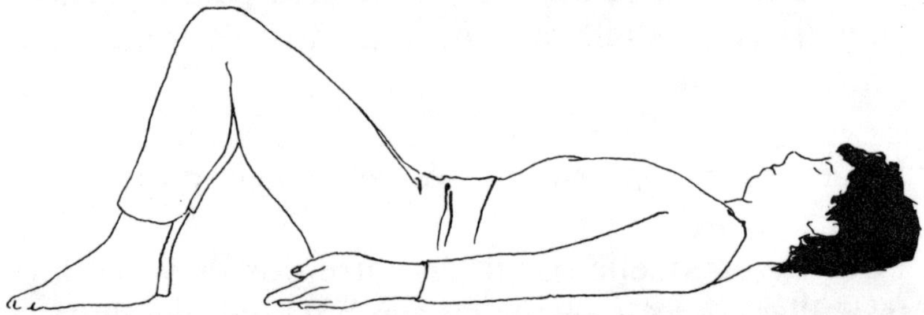

Avant toute chose *respirez, tranquillement, profondément,* ce que d'ailleurs vous ferez pour accompagner et rythmer chaque exercice.

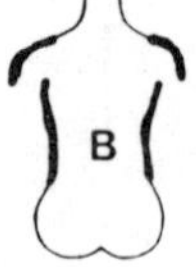

1. Ronds d'épaules

Si vos épaules sont souples, vous épargnerez votre dos !

● Vous gardez un bras le long du corps, vous mettez la deuxième main sur le moignon de l'épaule et là, très doucement, très tranquillement, vous décrivez des cercles avec votre coude le plus amplement possible en mesurant votre geste pour ne pas avoir mal.

D'avant en arrière, puis d'arrière en avant.
Répétez 4 ou 5 fois, changez de bras.

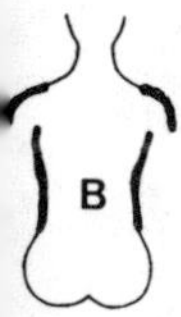

● Les deux bras ensemble : exécutez le mouvement en l'adaptant à votre respiration.
Vous inspirerez en élevant les coudes.
Vous expirerez en les abaissant et en les rapprochant du thorax.
3 fois dans un sens.
3 fois dans l'autre.

● Si tout va bien, vous pourrez aussi en fin de série adopter un rythme un peu plus rapide, plus léger, bien joyeux comme si vous vouliez sauter à la corde.

Votre respiration ne subira aucune contrainte (juste l'obligation de respirer pour vivre).
Vous tournez à l'endroit à l'envers 5 fois.

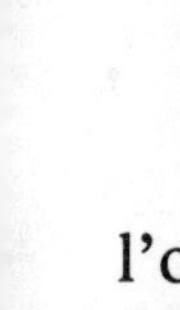

2. Couché plat dos

Nuque longue
Genoux fléchis, pieds posés
Bras le long du corps, paumes de mains vers le sol

● Inspirez longuement, amplement, sans décoller le dos du sol.

● Soufflez par la bouche en abaissant les côtes et

maintenant la tête en place, contractez vos abdominaux, basculez votre bassin pour appuyer au maximum la région lombaire sur le sol et là, retournez les bras (sans les écarter), les paumes se trouvant face au ciel. Les omoplates sont rapprochées l'une de l'autre le plus possible comme si vous vouliez coincer un crayon.

● Laissez revenir à la position du départ avant de respirer à nouveau.

VARIANTE : Au cas où vos muscles seraient un peu figés et où la mobilité de la cage thoracique poserait un problème.

● Inspirez en retournant les bras les paumes vers le ciel, cage thoracique dilatée, côtes bien soulevées, dos maintenu au sol.

● Soufflez en laissant revenir au point de départ.

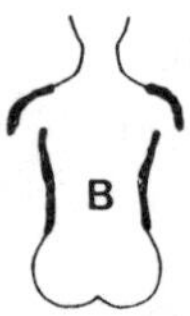

3. Abaissement des épaules

● Inspirez profondément par le nez (si possible) en soulevant les épaules symétriquement pour les rapprocher des oreilles sans bouger la tête.

● Soufflez bien à fond en abaissant les côtes et les épaules puis tout en soufflant toujours, exercez une légère traction sur les bras, approchant autant que faire se peut les mains des genoux.

● Laissez revenir spontanément à la position de départ avant de reprendre le mouvement.

Imaginez que vous haussez les épaules à l'écoute d'une énorme sottise !

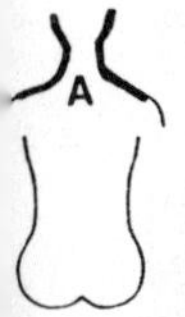

4. Étirement du cou

Toujours couché sur le dos, genoux fléchis, pieds au sol. Mettez les mains l'une sur l'autre et sous la tête (bien à la base du crâne, pas sous le cou)

- Inspirez profondément sans bouger.

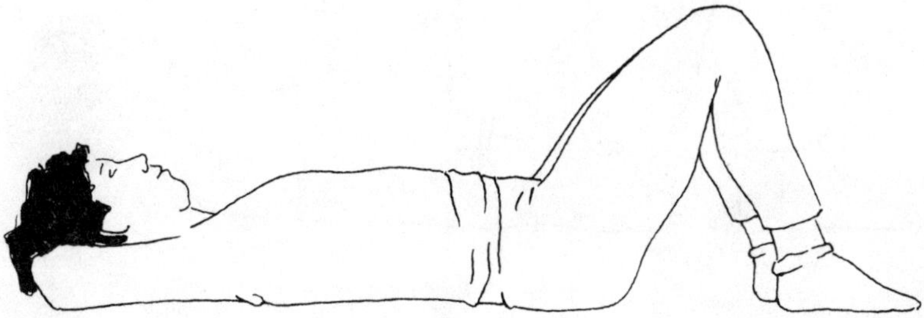

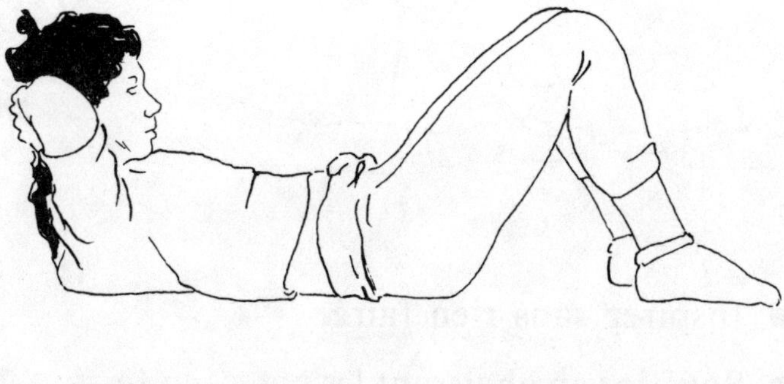

- Soufflez en levant la tête avec les mains, le menton vient ainsi sur la poitrine, la nuque s'allonge, votre regard se pose sur les genoux.

- Puis vous revenez au sol lentement avant de respirer à nouveau.

3 fois.

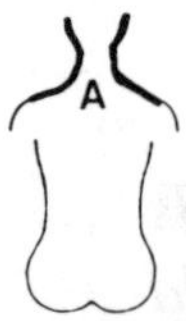

5. Renforcement des muscles du cou

Plat dos, toujours genoux fléchis, bras le long du corps, paumes vers le ciel. Placez une petite éponge bien sous votre tête. Le menton est rentré (comme s'il était « punaisé » dans le cou)

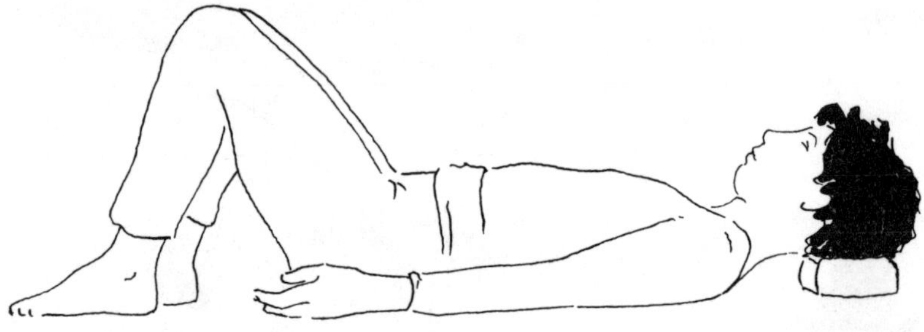

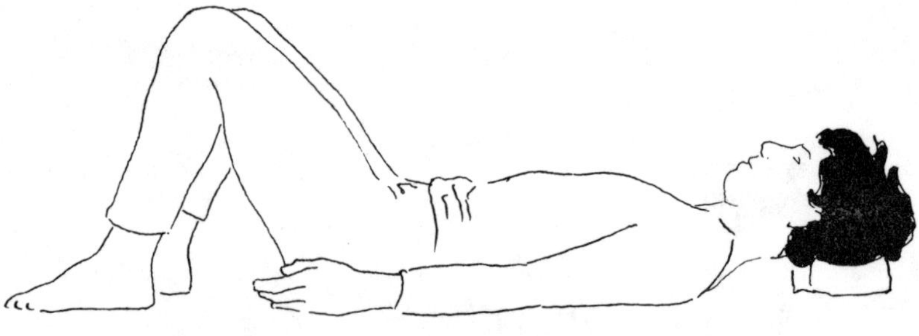

- Inspirez sans rien faire.
- Soufflez en abaissant les côtes, en serrant le ventre, en basculant le bassin. Puis :
- Sans lever le menton, ni le haut du thorax, enfoncez le crâne dans l'éponge pour l'écraser.
- Lâchez souplement.

Recommencez 3 fois.

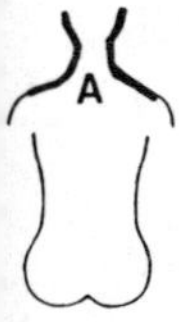

6. Regard sur l'épaule

Toujours même attitude de départ : plat dos, nuque longue, bras le long du corps

- Inspirez amplement.

- Soufflez en tournant légèrement la tête, portez le regard sur une épaule (menton rentré, nuque longue). **Surtout ne pas hisser l'épaule ;** au contraire, avec l'aide des bras, maintenir les épaules basses en exerçant une légère traction. Le dos reste bien plaqué au sol.

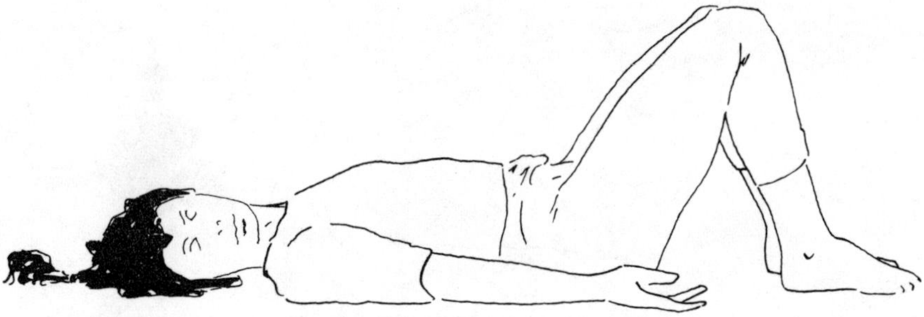

- Revenir à la position zéro.

Recommencez 3 fois de chaque côté.

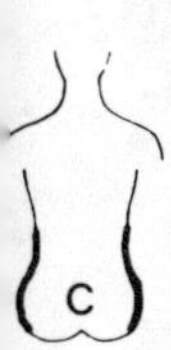

7. Enroulement

Couché sur le dos (n'oubliez pas le petit tapis)
Nuque longue, menton rentré (toujours)

- Prenez un genou dans chaque main.

- Inspirez profondément.

- Soufflez en abaissant les côtes et en même temps

tirez les genoux vers la poitrine en écartant légèrement les coudes *(ainsi ce seront vos biceps qui exerceront la traction).*

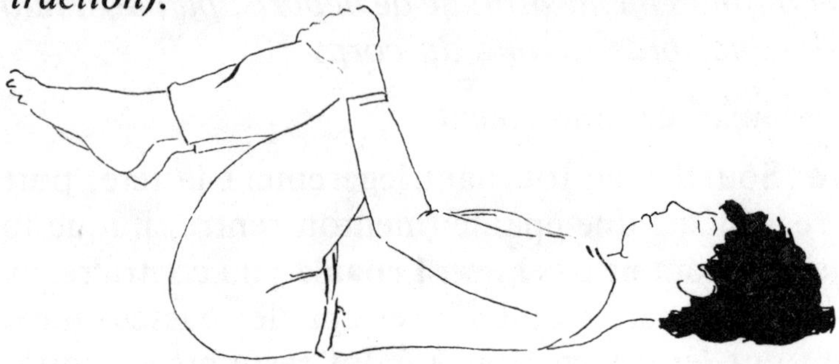

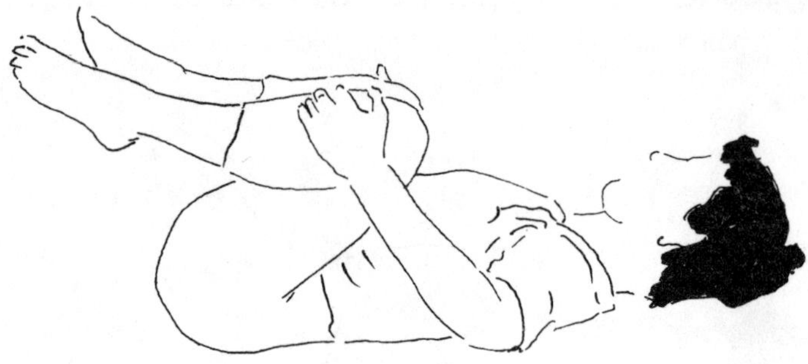

- Laissez revenir doucement.

3 à 5 fois.

VARIANTE : même départ mais en approchant les genoux de la poitrine les écarter légèrement vers les épaules. Revenir au point de départ en les laissant se rejoindre. Avec cet exercice vous sentirez davantage l'allongement des muscles lombaires.

8. Correction lombaire

Couché sur le dos
Nuque longue, épaules basses
Genoux fléchis, pieds au sol légèrement écartés

Placez une petite éponge sous votre charnière lombaire (une petite éponge de mousse souple : une petite éponge de toilette)
Bras le long du corps, détendus

● Inspirez amplement en dilatant bien la cage thoracique.

● Soufflez en abaissant les côtes, serrez les abdominaux, contractez les fessiers, basculez votre bassin.

● Et là, contractant vos abdominaux plus fort, sans rien changer à votre position *(ne soulevez pas les fesses),* appuyez-vous très fort sur l'éponge avec la charnière lombaire.

● Relâchez et laissez le dos remonter doucement à la position du départ
5 fois.

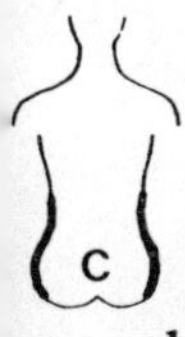

VARIANTE : Même position de départ sans prendre la petite éponge. Vous exécutez l'exercice en venant appuyer très fort la charnière lombaire sur le sol, puis vous relâchez en écartant du sol les muscles lombaires comme si vous aviez une pièce de monnaie chaude qui brûle... !

9. La nacelle

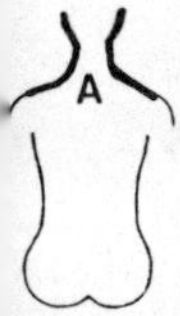

● Couché sur le dos, vous prenez vos deux genoux chacun dans une main ; les genoux sont rapprochés, les bras sont tendus, le menton est maintenu sur la poitrine.

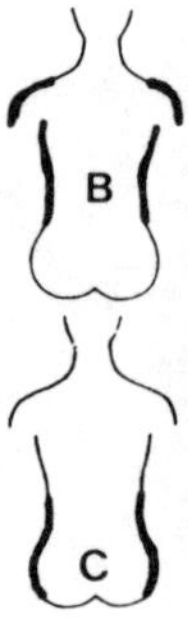

• En vous aidant de vos jambes, vous communiquerez à votre corps un mouvement de balancement des pieds à la tête. En amplifiant le balancement vos pieds viendront au sol, vous repousseront et ce sera le tour de la tête.
Et ainsi de suite (comme une coquille sur une mer houleuse).

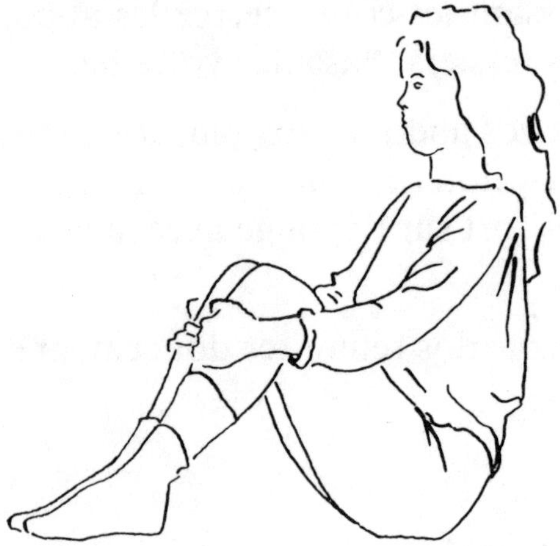

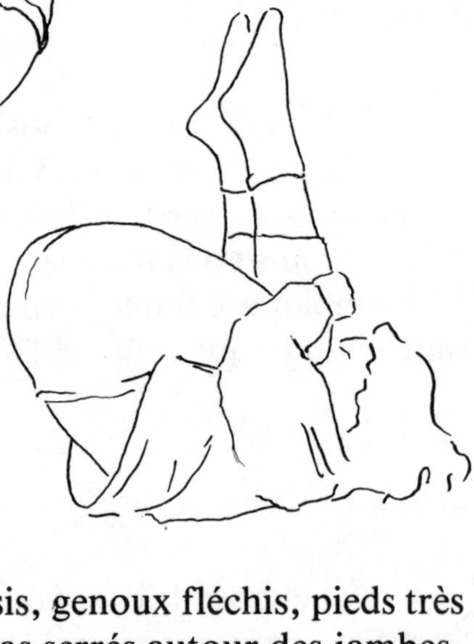

VARIANTE : Départ assis, genoux fléchis, pieds très rapprochés des fesses. Bras serrés autour des jambes, menton sur la poitrine, tête fléchie en avant. Laissez-vous couler en arrière jusqu'à ce que la tête touche le sol et avec un élan revenir à la position assise de départ. Attention, cet exercice est plus brutal ! Ne le pratiquez que sur une surface bien rembourrée et si vous avez une bonne maîtrise de votre corps. Et là, c'est un vrai plaisir.

Couché sur le côté

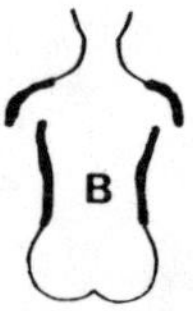

1. Étirement

Couché sur le côté (celui que vous choisirez... nous ferons les deux...)
Le genou en contact avec le sol fléchi en avant à 90°
L'autre jambe posée sur le talon, légèrement tendue

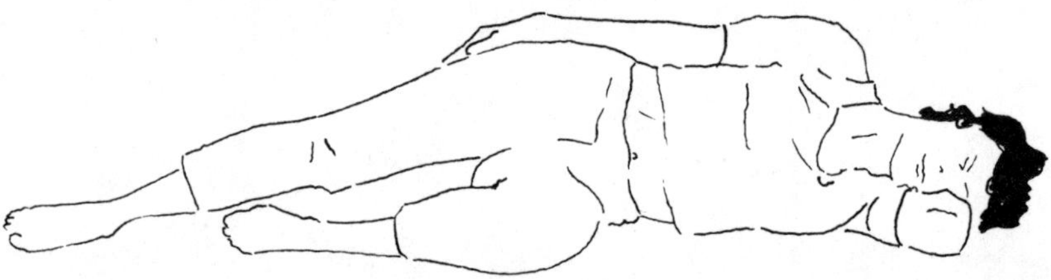

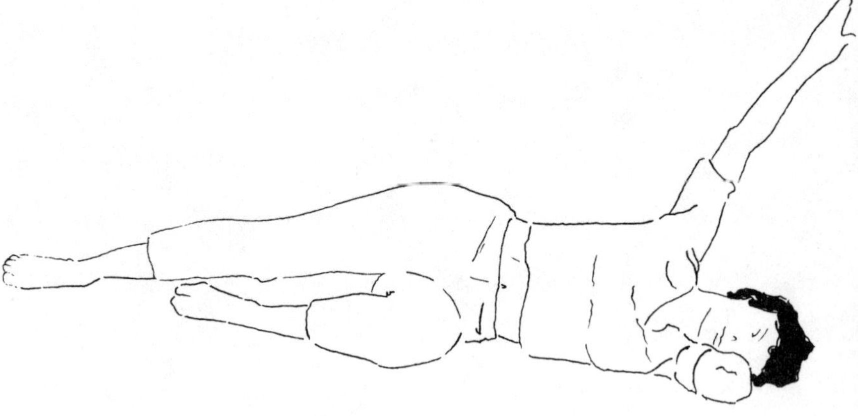

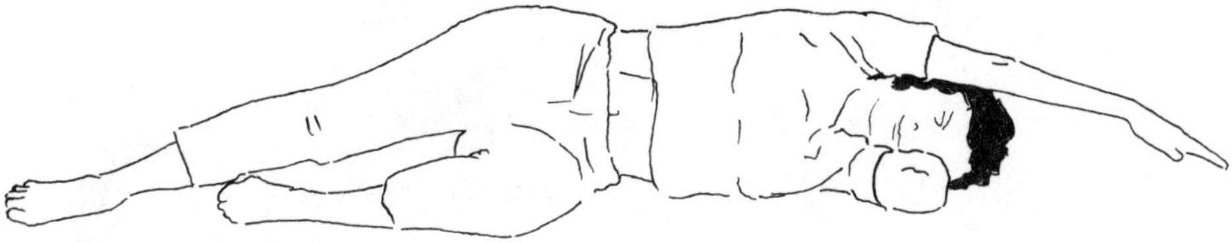

Un bras replié sous la tête (coude en avant), l'autre étendu, main posée sur la cuisse

● *Inspirez profondément en soulevant le bras tendu et en allant le porter loin, la main vient se placer loin au-dessus de la tête, paume au sol, bras sur l'oreille.* **Étirez-vous bien, sans creuser le dos.** *Restez bien dans l'axe.*

● Soufflez en ramenant la main sur la cuisse lentement.
5 fois.

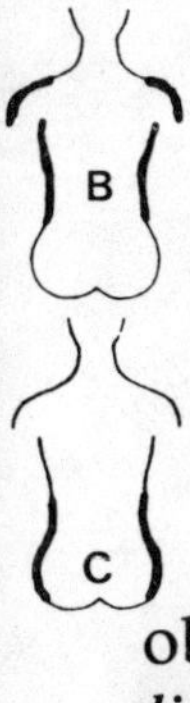

2. Même attitude de départ.

Couché sur le côté, la jambe inférieure fléchie à angle droit, le coude replié, la tête posée sur le gras du bras Mais le deuxième bras tendu en avant perpendiculaire au corps, le regard fixé sur le dos de la main

● Inspirez en allant porter le bras en arrière et en oblique, *comme si, sans bouger votre corps, vous vouliez attraper quelque chose derrière vous.* Le regard ne quitte pas la main, la tête suit légèrement.

- Soufflez en revenant à la position de départ.

5 fois.

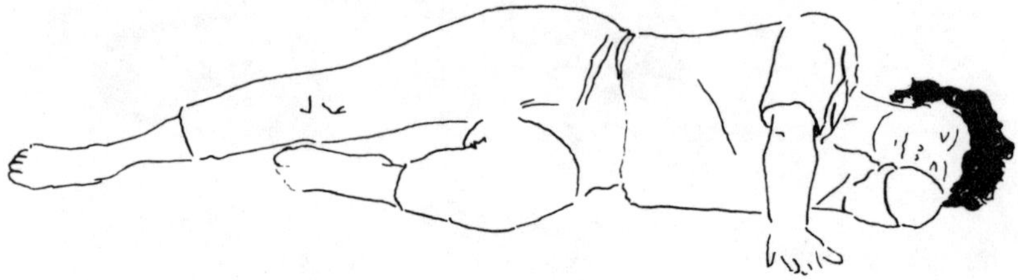

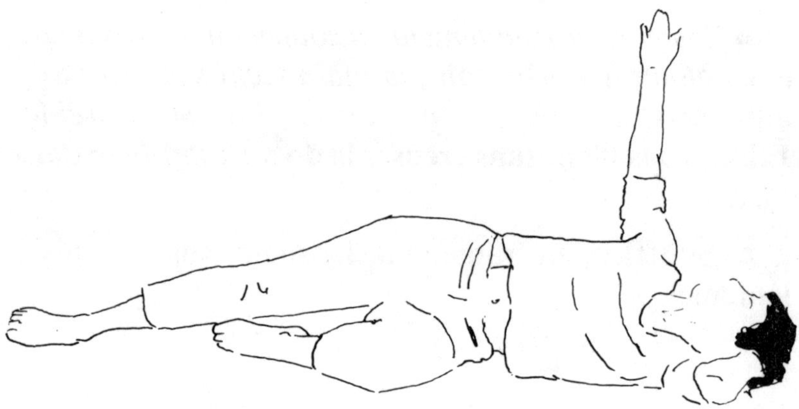

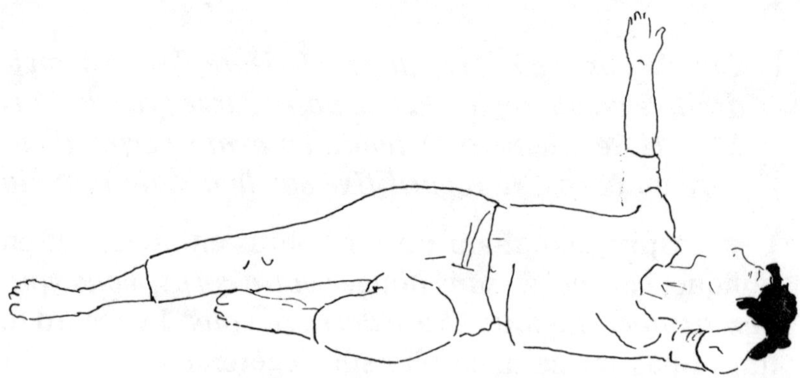

3. Le dauphin

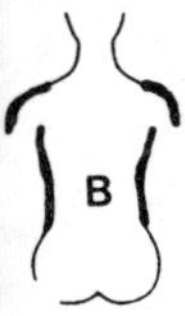

Couché sur le côté
Un bras allongé, la tête posée sur le bras au sol, l'autre bras fléchi, paume sur le sol devant la poitrine

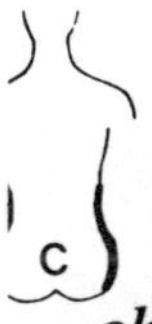

Les deux jambes allongées l'une sur l'autre, pointes de pieds tendues sans excès
Vous chercherez une position stable sur votre hanche par tâtonnement, vous trouverez la petite surface plane sur laquelle vous poser

- Inspirez en gonflant la poitrine et le ventre.

- Soufflez en abaissant les côtes, en serrant le ventre au maximum et, toujours soufflant, levez vers le haut les deux jambes jointes en maintenant votre équilibre à l'aide de la main posée au sol.

Évitez de porter les jambes en avant, elles doivent rester dans le plan du départ.

VARIANTE : plus difficile. Les deux bras allongés, la tête entre les bras ; les mains, paume contre paume, soulevez à l'expiration les deux jambes en maintenant l'équilibre par une extension un peu forcée des bras. Reposez lentement ; ne dirait-on pas un joli poisson ?

A plat ventre

Avant toute chose ne pas oublier de placer un petit coussin sous le ventre (pour éviter de creuser la région lombaire).

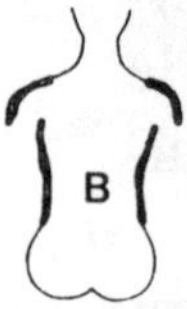

1. Adduction de l'omoplate

Donc couché sur notre petit tapis à plat ventre, sur un petit coussin, il doit être bien placé ni trop haut sous la poitrine, ni trop bas sous le bassin, juste sous la cavité abdominale.
Une main sous le front
L'autre main à l'épaule (poignet souple)

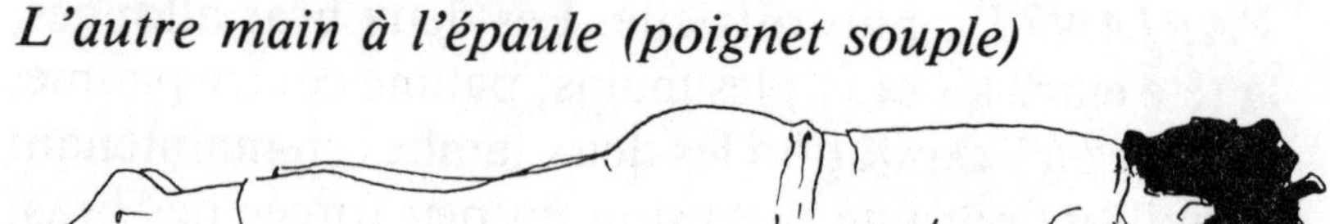

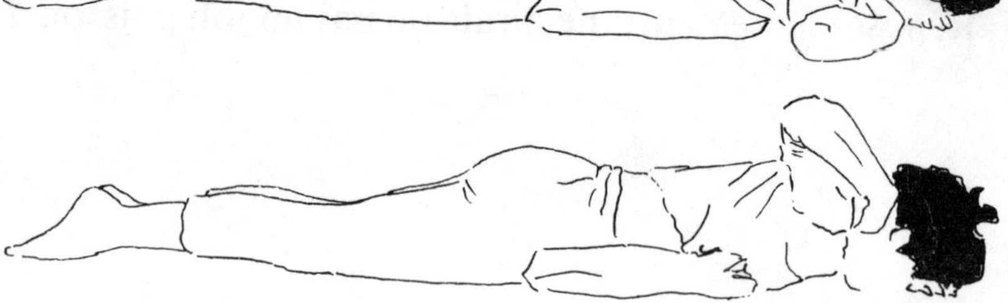

● Inspirez sans rien faire.

● Soufflez en soulevant le bras, le tractant avec l'omoplate qui se rapproche de la ligne médiane du dos.

● Puis **relâchez doucement les muscles du dos** pour permettre au bras de regagner le sol.
3 fois de chaque côté.

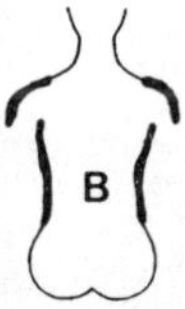

2. Adduction des deux omoplates

Même position
Même exercice, mais les deux mains aux épaules

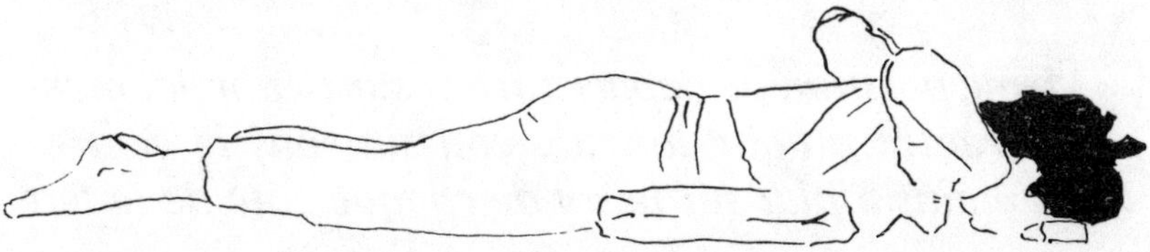

Le front sur la petite éponge (pour pouvoir respirer), nuque longue, menton rentré

● Inspirez en rapprochant les deux omoplates l'une de l'autre entraînant les bras vers le haut.

● Soufflez en relâchant la contraction ; les bras reviennent au sol.
3 à 5 fois.

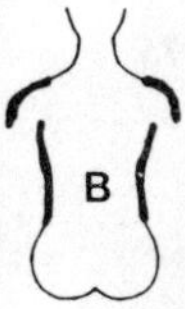

3. Fixation des omoplates

Éponge sous le front, coussin sous le ventre
Couché à plat ventre, les deux bras le long du corps, paumes face au ciel
Le menton est rentré, la nuque longue

● Inspirez sans bouger.

● Soufflez en abaissant bien les côtes, maintenez bien la tête en place, retournez les bras pour amener les paumes face au sol.

● Rapprochez bien les omoplates l'une de l'autre.

● **Gardez le ventre bien serré, le bassin basculé** pour ne pas creuser la région lombaire.

● Revenez à la position du départ, épaules légèrement enroulées en avant, paumes des mains face au ciel.

3 fois.

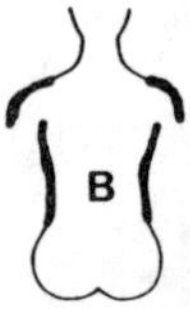

4. Glissement des omoplates

Même position de départ : front sur l'éponge, menton rentré, nuque longue, coussin sous le ventre Mais mains à plat sur le sol de chaque côté de la tête

● Inspirez en hissant les épaules vers les oreilles, la tête ne bouge pas, les mains ne se déplacent pas.

● Soufflez en abaissant les coudes très fortement vers les pieds.

3 fois.

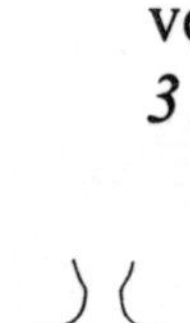

5. Le chandelier

A plat ventre : front sur l'éponge, coussin sous le ventre, bras sur le sol fléchis à angle droit, mains à plat

● Inspirez en dilatant la cage thoracique et contractant les muscles du dos sans lever la tête, sans creuser la région lombaire, soulevez les deux bras ensemble à environ 10 cm du sol *(les épaules, les coudes, les poignets doivent être à la même hauteur).*

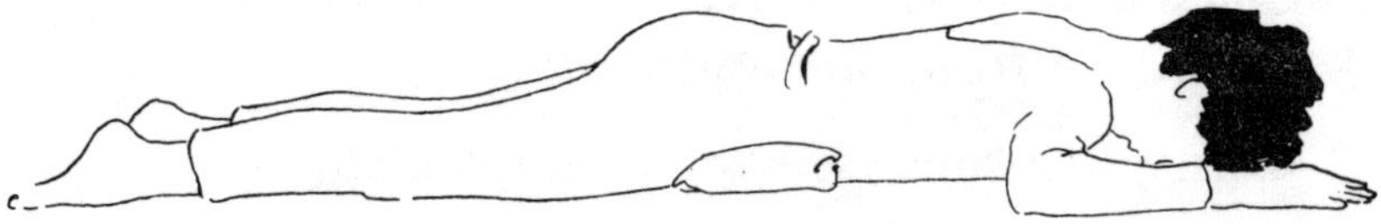

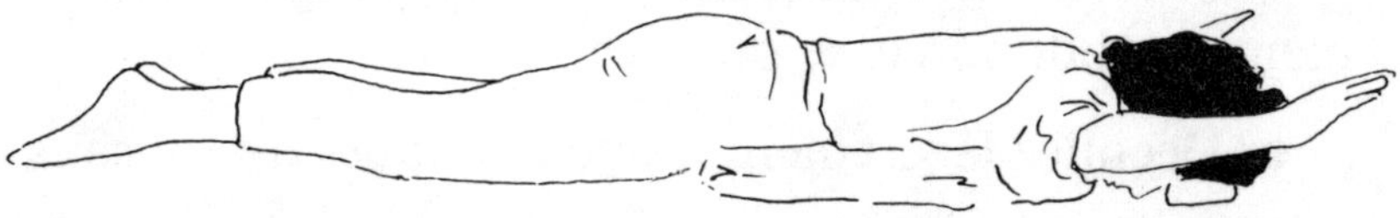

● Soufflez en revenant à la position du départ, bras au sol.

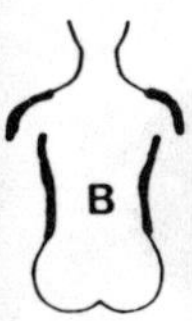

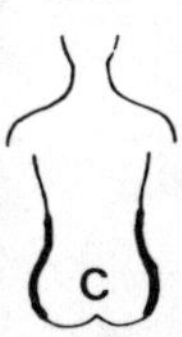

6. Étirement

Toujours un coussin sous le ventre pour une bonne position de départ
Une main sous le front, l'autre bras étendu en avant.

● Inspirez en étirant chacun dans leur direction le bras et la jambe opposée, faites-les glisser sans les soulever, gardez-les en contact avec le sol, **ne creusez pas la région lombaire.**

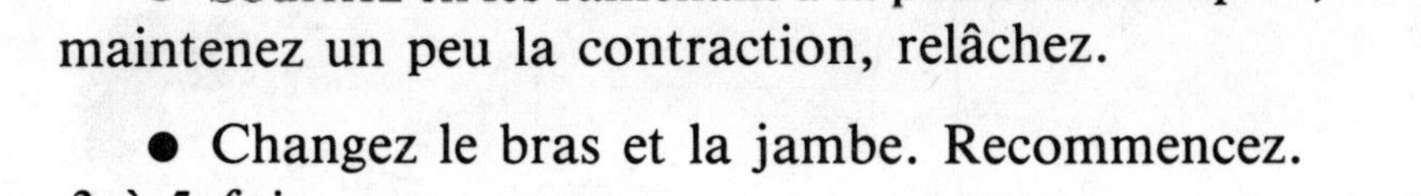

● Soufflez en les ramenant à la position de départ, maintenez un peu la contraction, relâchez.

● Changez le bras et la jambe. Recommencez. *3 à 5 fois.*

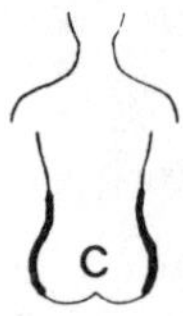

7. Extension des cuisses

Coussin sous le ventre, les deux mains l'une sur l'autre, le front sur les mains

● Inspirez sans rien faire, amplement.

● Soufflez en abaissant les côtes, en contractant bien les abdominaux, puis les fessiers.

● Décollez légèrement les deux jambes du sol sans

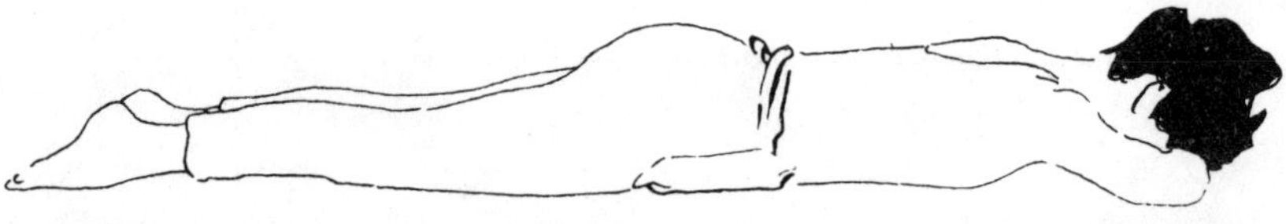

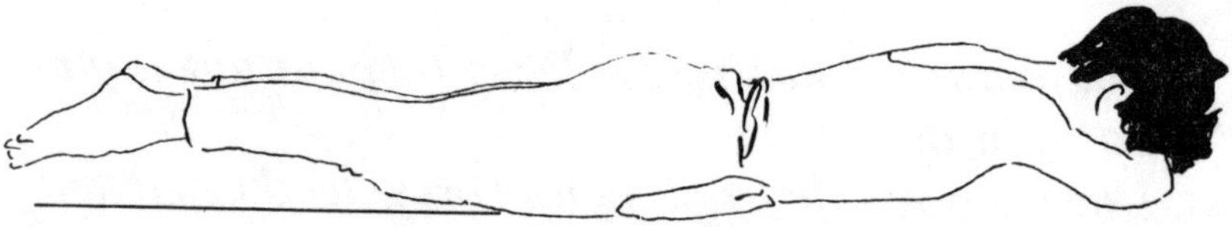

creuser la région lombaire *(c'est-à-dire qu'on ne recherche pas la performance...)*

● Tenez une ou deux secondes.

● Revenez à la position de départ.

3 fois.

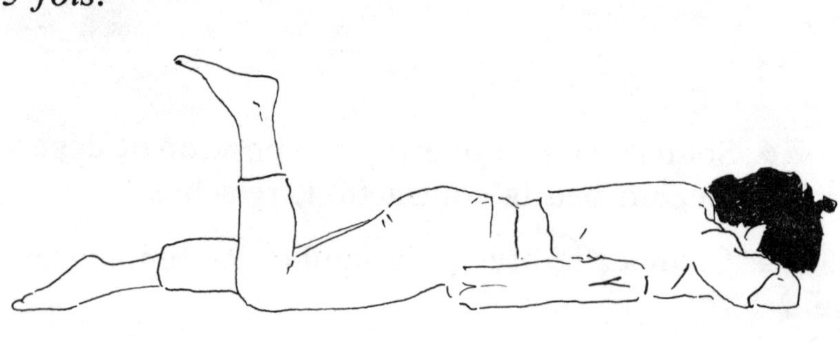

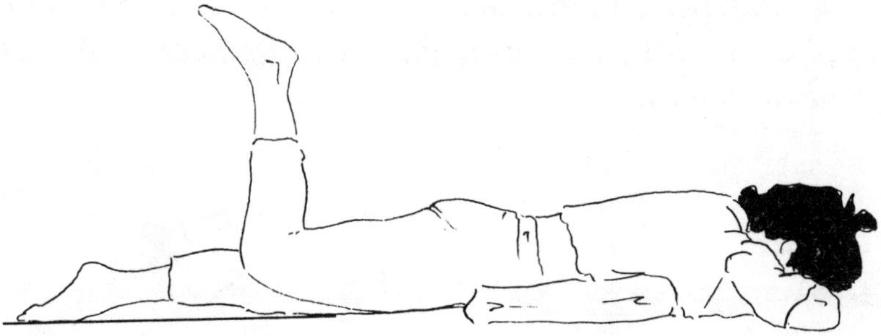

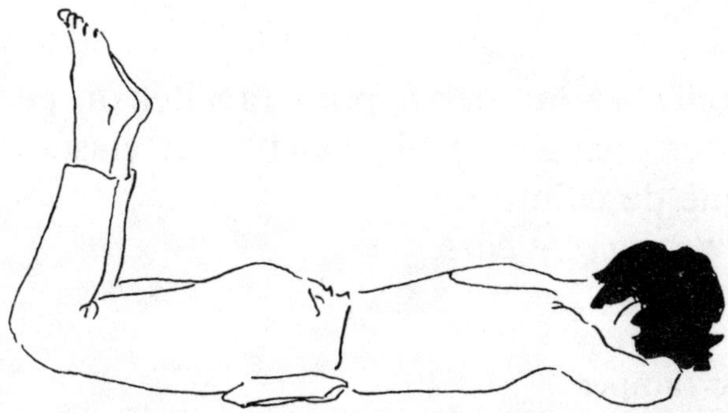

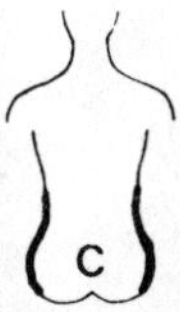

VARIANTE : Même position de départ, **mais genoux fléchis,** pieds en position indifférente. On peut à l'expiration lever une seule jambe 3 fois, puis l'autre ou décoller les deux cuisses ensemble. **Un peu difficile pour être bien fait sans creuser la région lombaire.**

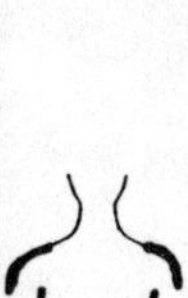

8. Le rappel d'omoplate

Même attitude correcte de départ, le coussin sous le ventre
Une main sous le front
L'autre bras tendu en avant légèrement étiré

- Inspirez.

• Soufflez en ramenant le bras entier en arrière sans le plier, *comme s'il tirait un élastique accroché à un pied de meuble.*

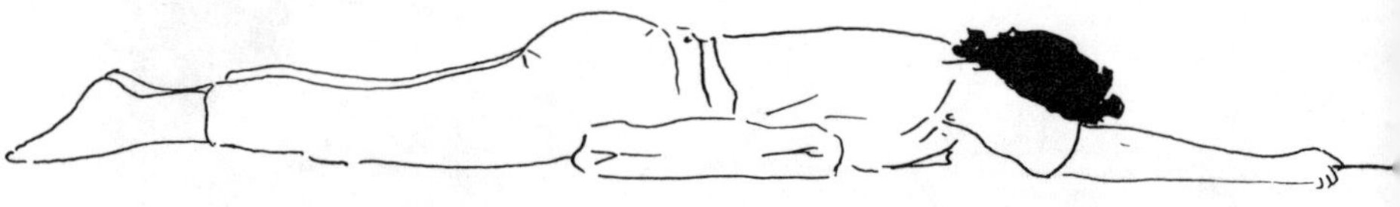

• Relâchez (au début pour faciliter on peut vraiment accrocher à un pied de meuble un élastique, style élastique de culotte).
3 fois de chaque côté.

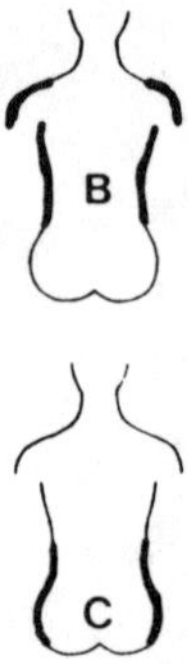

9. Le ramper

• Vous ôtez le petit coussin.

• Vous vous couchez à plat ventre, les deux bras tendus en avant sur le sol.

• Vous respirez à votre rythme sans contrainte.

• **Vous rampez vers l'avant** en avançant un côté puis l'autre, mains à plat sur le sol.

• **Vous rampez en arrière** en étirant une jambe puis l'autre.

VARIANTE : Même exercice bras tendus mais genoux fléchis à angle droit.

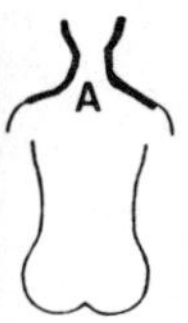

10. Planer

Coussin sous le ventre
Front sur le sol ou sur la petite éponge, nuque longue
Les bras tendus en avant, légèrement décollés du sol au départ de l'exercice

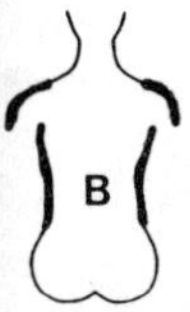

- Décrire un arc de cercle pour porter les bras en arrière et retour **sans frotter le sol avec les mains.**

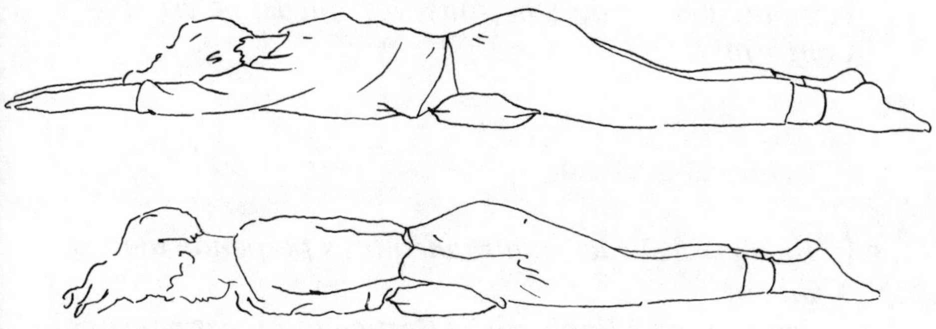

- Inspirez les bras en avant.
- Soufflez les bras en arrière.

Attention à ne pas creuser la région lombaire. Danger !

A quatre pattes

Si vos chevilles souffrent, si vos pieds se crispent, placez un petit coussin sous les pieds, c'est plus confortable.

1. Cheval à bascule

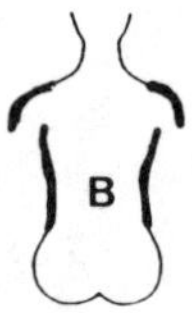

Bien posé sur les quatre membres perpendiculaires au sol
Les genoux à l'aplomb de l'articulation des hanches

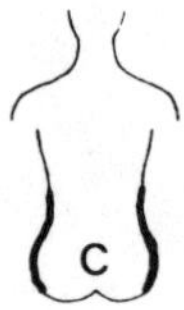

La nuque longue, le regard vers le sol
Les mains un peu en avant des épaules

- Inspirez sur place.

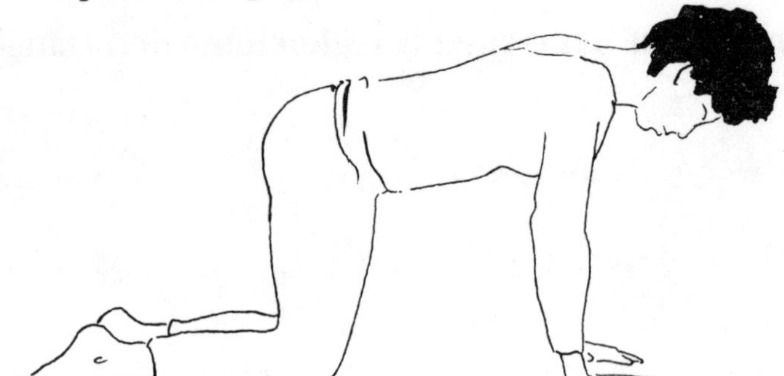

• Soufflez en serrant les côtes, en contractant les abdominaux puis les fessiers.

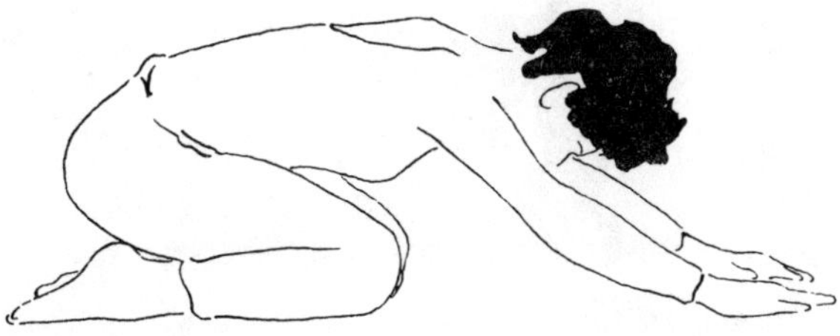

• Allez vous asseoir sur les talons.

• Revenez à la position de départ comme mû par un ressort.

• Relâchez la musculature.
3 fois.

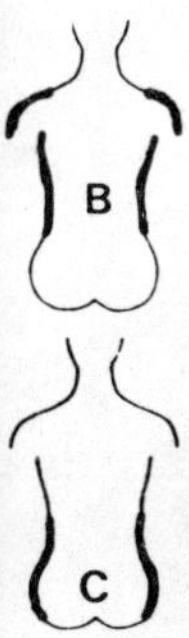

2. La prière (étirement du dos)

Assis sur les talons, mains posées à plat sur les genoux
Nuque longue

• Inspirez.

• Soufflez en faisant glisser les mains en avant.
S'étirer sans décoller les fesses des talons. Détendre la nuque et venir placer les oreilles entre les bras.

• Relâchez.

• Inspirez à nouveau en accentuant l'étirement.

• Soufflez en revenant à la position de départ **sans vous tracter avec le milieu du dos,** les fesses restent

bien accrochées aux talons, le ventre est serré. *(En cas de difficultés, se repousser avec les mains.)*
5 fois.

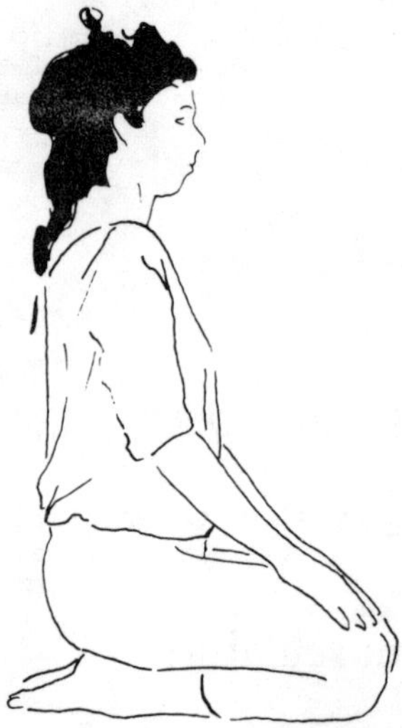

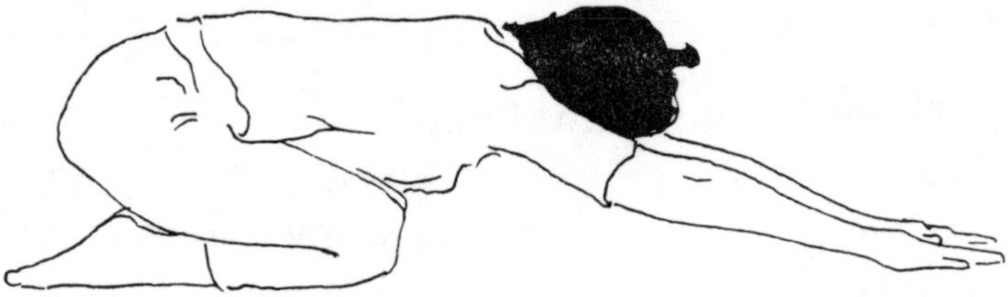

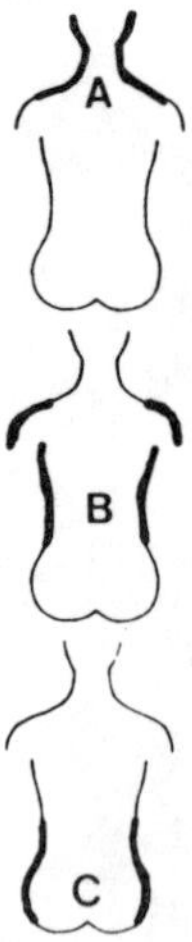

3. Assouplissement du dos

Assis sur les talons, mains sur les genoux
Nuque longue, menton rentré

- Inspirez en tenant votre dos bien droit.

- Soufflez en abaissant les côtes, le menton tombe sur la poitrine, la tête s'incline.

- Laissez-vous descendre *(comme si vous vous enrouliez)* pour venir poser la tête sur les genoux, ce qui serait idéal (mais pas obligatoire). **Vous devez**

garder le menton sur la poitrine et essayer de poser le front le plus près possible des genoux et du sol.

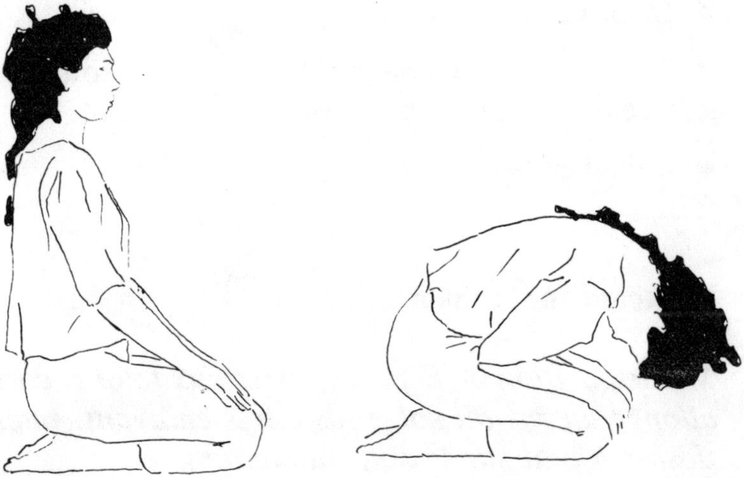

● Revenez à la position de départ lentement étage après étage, par étapes.
3 fois.

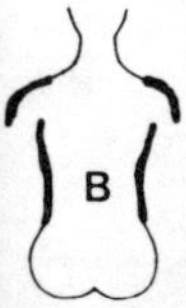

4. Assis sur les talons

● **Ronds d'épaules,** 1 bras, puis 2 bras ensemble, dans un sens et dans l'autre, **sans balancer le dos surtout.**
3 fois dans chaque sens.

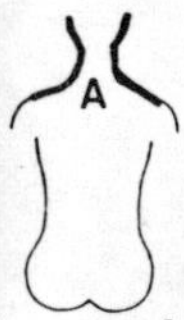

5. Recul de nuque

Position de départ identique à la position d'arrivée de la prière, c'est-à-dire : assis sur les talons, bras étirés, dos allongé corps au ras du sol, oreille entre les bras, **nuque longue,** *regard sur le sol*

● Posez un petit livre ou un petit sac de sable symbolique sur la nuque.

● Inspirez sans bouger.

● Soufflez en abaissant les côtes et en soulevant légèrement la charge posée sur le cou.

● Relâchez.
3 fois.

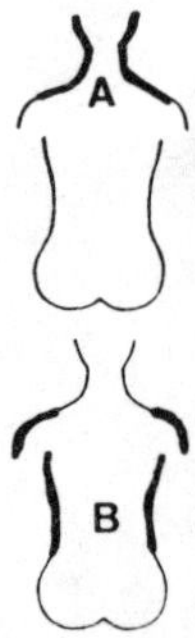

6. Regard sur la main

Même position de départ : fesses aux talons, corps allongé au ras du sol, bras étirés en avant, mains posées à plat sur le sol, nuque longue

● Inspirez sans bouger.

● Soufflez en abaissant les côtes, soulevez un bras tendu à quelques centimètres du sol et reculant, la nuque bien étirée, posez le regard sur le dos de la main tendue.

● Revenez doucement à la position du départ.
3 fois de chaque côté.

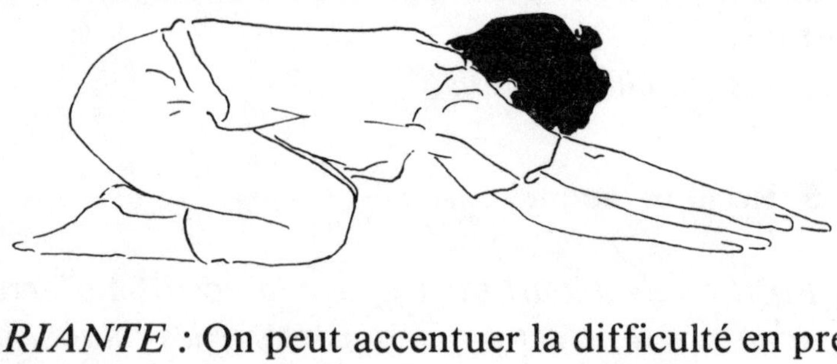

VARIANTE : On peut accentuer la difficulté en prenant une petite charge dans la main : un livre, une petite haltère.

7. Assouplissement dos et hanche

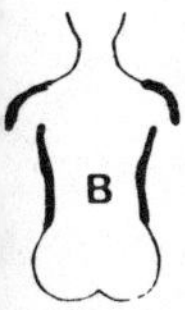

Position à 4 pattes bien correcte : dos droit, ventre tonique, regard sur le sol, posé entre les deux mains

- Inspirez en étirant une jambe en arrière.

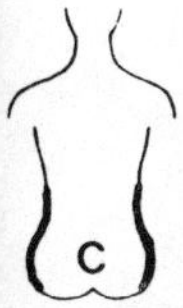

- Soufflez en ramenant le genou en avant le plus près possible de la poitrine.

- Arrondissez le dos, laissez la nuque se détendre et la tête vient à la rencontre de votre genou.

- Recommencez l'exercice 3 fois sans poser la jambe au sol.

3 fois de chaque côté

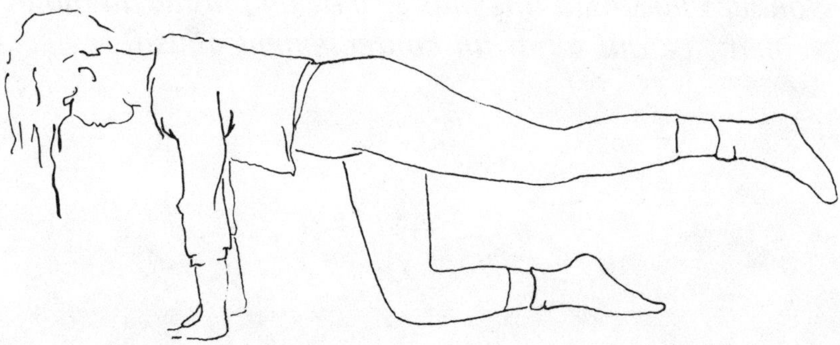

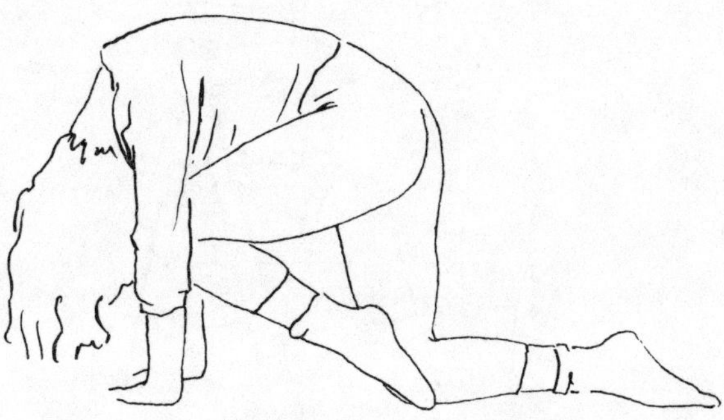

Assis

Presque tous les exercices concernant les épaules seront pratiqués assis afin de fixer le bassin, donc d'arrêter un balancement du tronc à la charnière lombaire. Il aurait pour effet d'abord de vous faire souffrir puis de vous donner l'illusion d'une plus grande amplitude du mouvement, ce qui serait un contentement abusif.

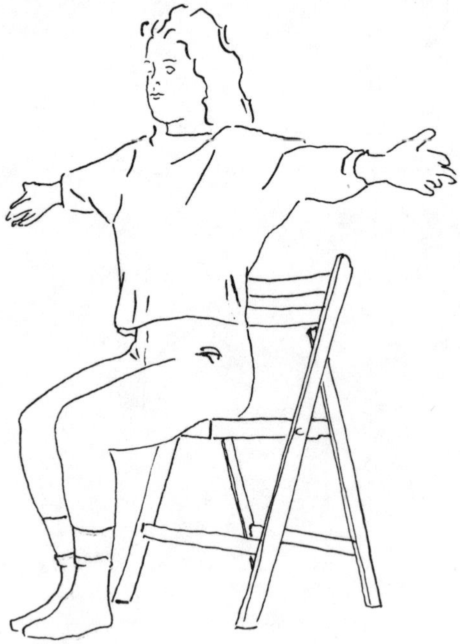

Donc assis sur un tabouret de préférence (une chaise avec un dossier discret peut faire l'affaire, à condition qu'elle soit stable, les pieds légèrement surélevés, dos droit sans excès, nuque longue, ventre tonique.

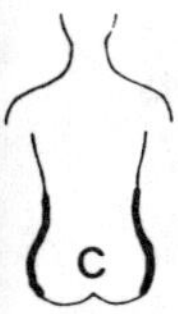

1. Assouplissement de la région lombaire

Assis un peu en avant de votre siège
Bras écartés latéralement, mains à hauteur des épaules

- Étendre une jambe à l'horizontale.

- Inspirez.

- Soufflez en venant toucher le dessus du pied avec les mains (le plus près possible des orteils pour progresser).

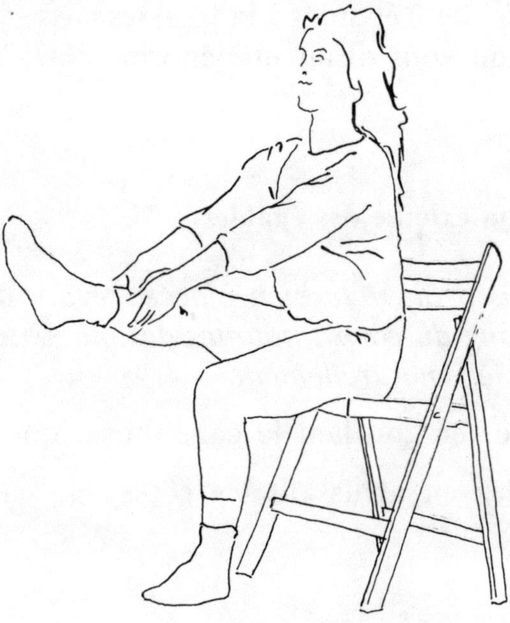

● Revenez à la position de départ et inspirez à nouveau profondément.
3 fois de chaque côté.

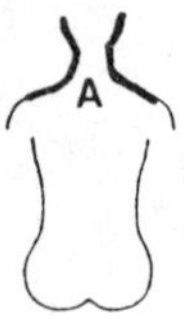

2. Exercices de renforcement des épaules

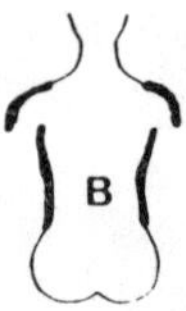

Placez-vous devant une glace, ce sera beaucoup plus commode au début, pour vous rendre compte de l'exactitude du geste et de votre bonne tenue. Vous pouvez accentuer la difficulté et l'intensité du travail en chargeant progressivement la main d'un poids

● Hausser une épaule — *3 fois* — puis l'autre — *3 fois. Attention à ne pas incliner la tête.*

● *Laisser tomber l'épaule lourdement.*

● Hausser les 2 épaules à la fois, les laisser tomber (comme si on vous disait une énorme bêtise).
3 fois.

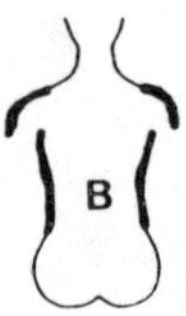

3. Rotation externe des épaules

Assis, dos droit, tête bien placée, regard droit
Bras le long du corps, paumes des mains tournées vers l'arrière naturellement

● Inspirez en gonflant la cage thoracique.

● Soufflez en abaissant les côtes, en serrant le ventre.

● Portez les deux bras en arrière, faisant une rotation externe des épaules, rapprochez au maximum les deux omoplates l'une de l'autre les paumes face en avant.

● Relâchez le mouvement. **L'exercice est exécuté sur l'expiration pour ne pas laisser se creuser la région lombaire.**

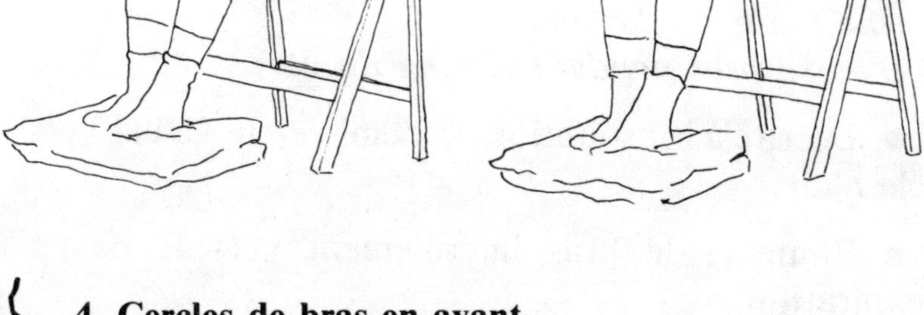

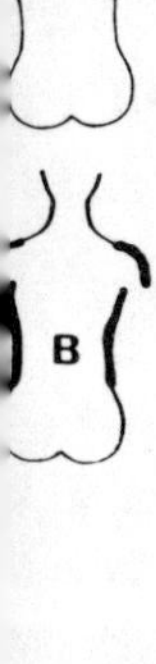

4. Cercles de bras en avant

Un bras plié, main sur la hanche
L'autre bras étendu en avant

● Faire des petits cercles, 3 dans un sens, 3 dans l'autre.

● Puis changez de bras.

5. Idem

● Mêmes petits cercles : mais le bras étendu est placé **latéralement.** 3 dans un sens, 3 dans l'autre.

● Changez de bras.

Veillez à bien garder le corps face au miroir, *le regard en avant comme si vous ignoriez ce que fait votre bras.*

VARIANTE : Pour accentuer le travail musculaire, vous pouvez ajouter une petite charge dans la main (de 500 g à 1 kilo et plus si vous êtes un homme musclé).

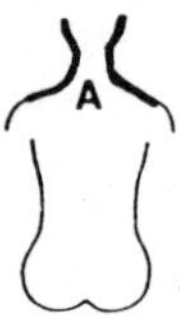

6. Grands cercles

Une main sur la hanche
L'autre bras pendant le long du corps

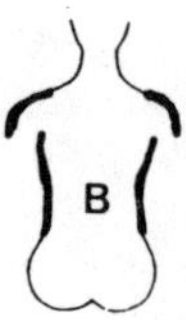

● Décrire à l'inspiration un demi-cercle du bas vers le haut.

● Ramener le bras latéralement vers le bas à l'expiration.
3 fois puis changez de bras

VARIANTE : Ajoutez un petit poids dans la main (un parapluie pliant peut très bien faire l'affaire).

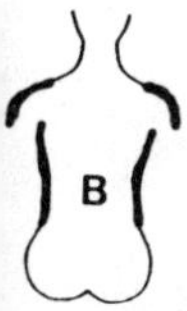

7. Grands cercles d'épaule

1 main sur la hanche

● Décrire avec l'autre bras un grand cercle d'avant en arrière.
3 fois.

8. Même exercice

Mais un peu plus difficile à exécuter correctement *d'arrière en avant.*

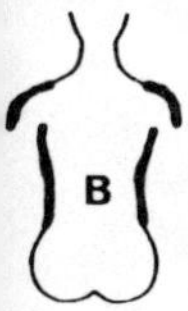

9. Assouplissement des épaules : extension

1 main sur la hanche
L'autre bras fléchi, un petit sac de sable ou un livre par exemple dans la main posée sur l'épaule

● 1er temps : poussez la charge vers le haut, en allongeant le bras.

● 2e temps : pliez le coude pour laisser descendre la main derrière le dos comme pour frapper l'omoplate, puis remontez à la verticale.

3 fois, puis changez de bras.

VARIANTE : Les deux bras ensemble.

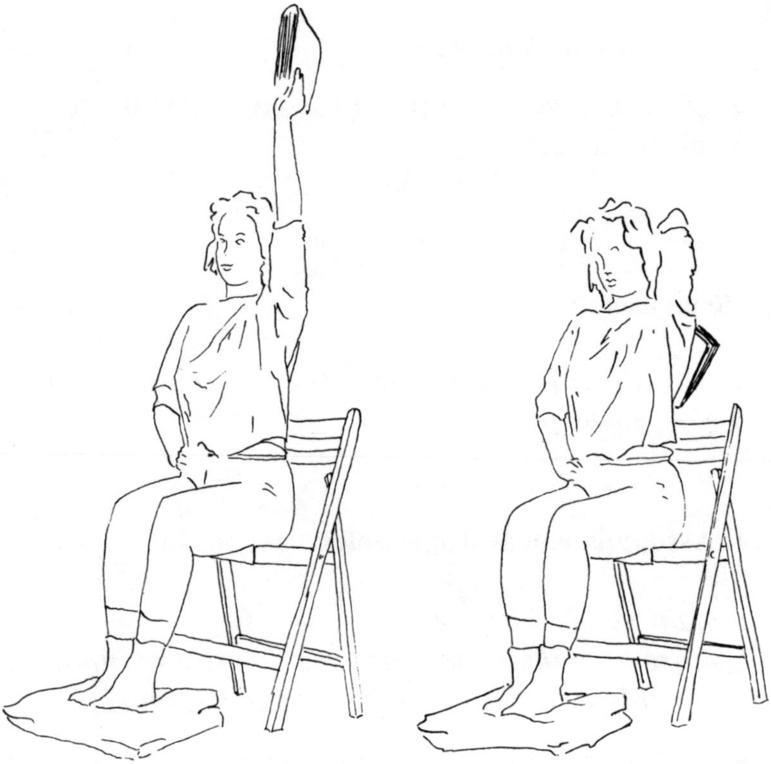

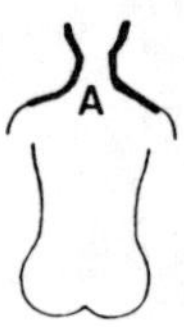

10. La tortue

Départ position correcte, regard droit, menton rentré

● Avancez la tête sans relever le menton.

● Revenez en poussant la nuque en arrière, sans déplacer la tête sur son axe.
3 fois.

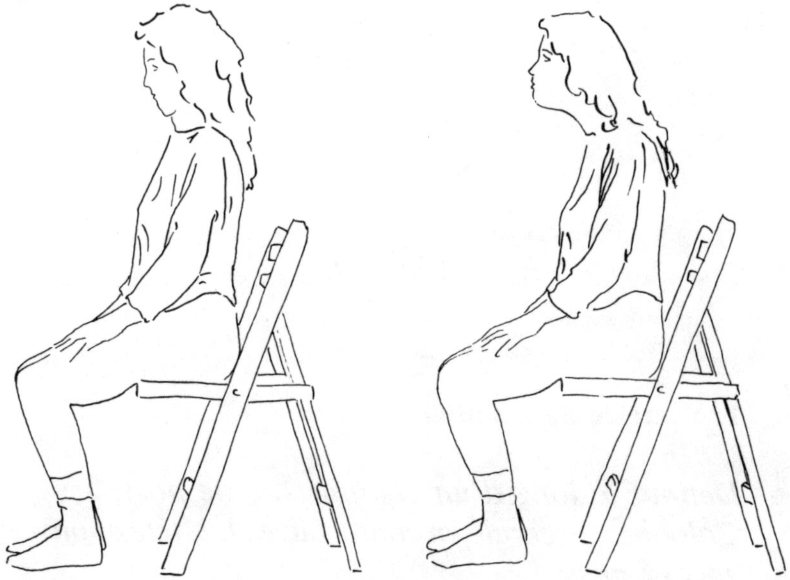

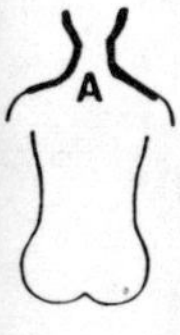

11. Extension du cou

Position de départ correcte

● Abaissez la tête, le menton sur la poitrine, le front vers l'avant.

● Relevez doucement la tête en poussant progressivement le menton vers le haut basculant la nuque avec précaution vers l'arrière, revenez à la position de départ.
3 fois.

Debout

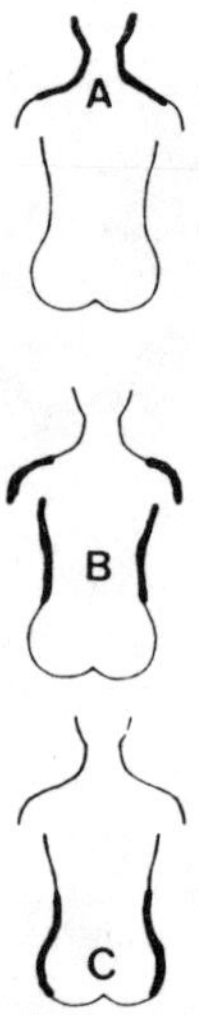

1. Exercice de maintien

Debout le long d'un chambranle de porte
Colonne vertébrale en contact avec lui, tête appuyée, coccyx aussi

- Inspirez profondément.

- Soufflez en abaissant les côtes ; serrez le ventre, basculez le bassin.

- Cherchez à mettre en contact ce support et le plus grand nombre de vertèbres possible en insistant sur les régions cervicales et lombaires.

- Étirez le cou en poussant la tête vers le haut sans lever le menton.

- Basculez le bassin en repoussant le pubis vers l'avant.

- Déverrouillez les genoux, c'est-à-dire rendez l'articulation souple.

- Revenez à la position de départ.

3 fois.

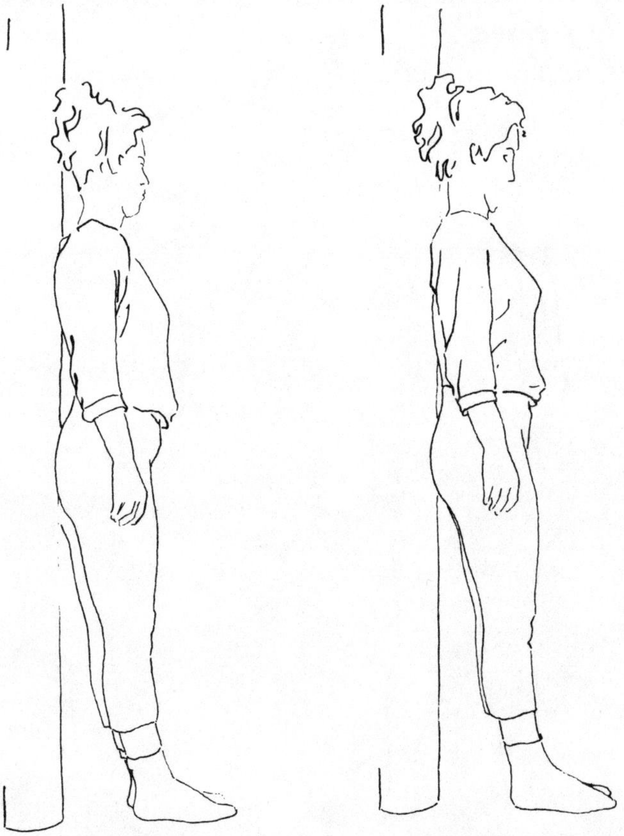

2. Flexion latérale

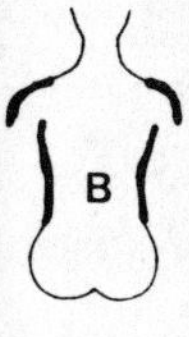

Debout, jambes légèrement écartées
Bras le long du corps
Nuque longue, menton rentré

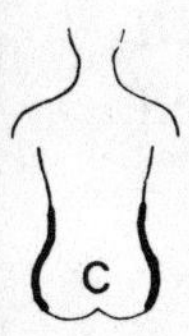

- Inspirez amplement.

- Soufflez en faisant glisser une main le long de la jambe (face externe) pour exécuter une flexion de la taille et une extension du tronc de l'autre côté.

La tête maintient sa position, elle suit le mouvement sans le freiner.
3 fois de chaque côté.

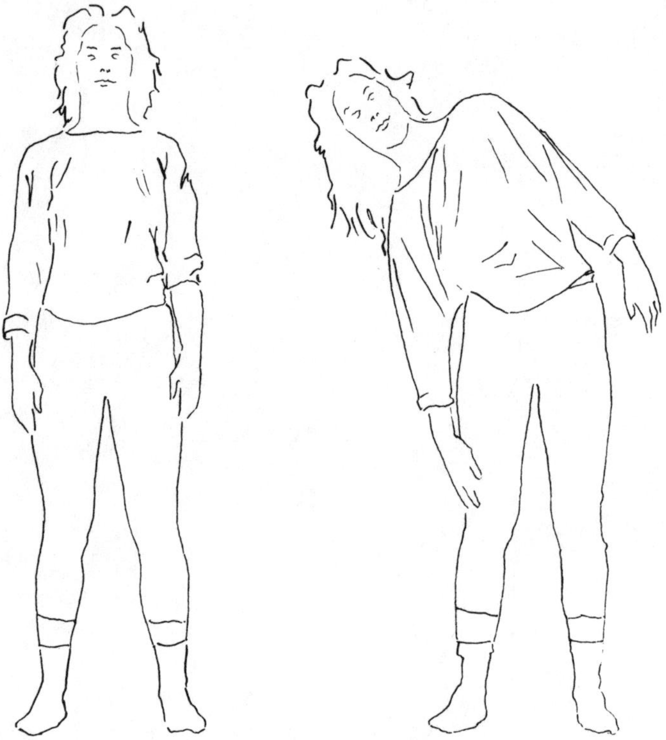

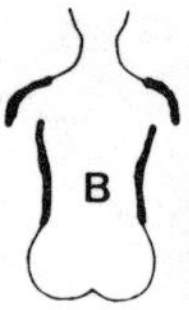

VARIANTE : Un bras étendu mollement au-dessus de la tête, l'autre bras pendant le long du corps. Entraînez l'extension de la taille avec le bras levé *(ne pas se pencher en avant, bien rester dans le plan).*

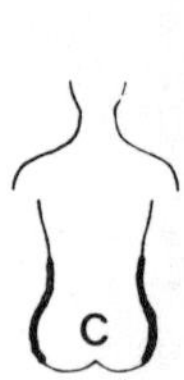

Inspirez. *Le ventre est tonique, le bassin basculé en bonne position.* Revenez à la position de départ en soufflant. *3 fois de chaque côté.*

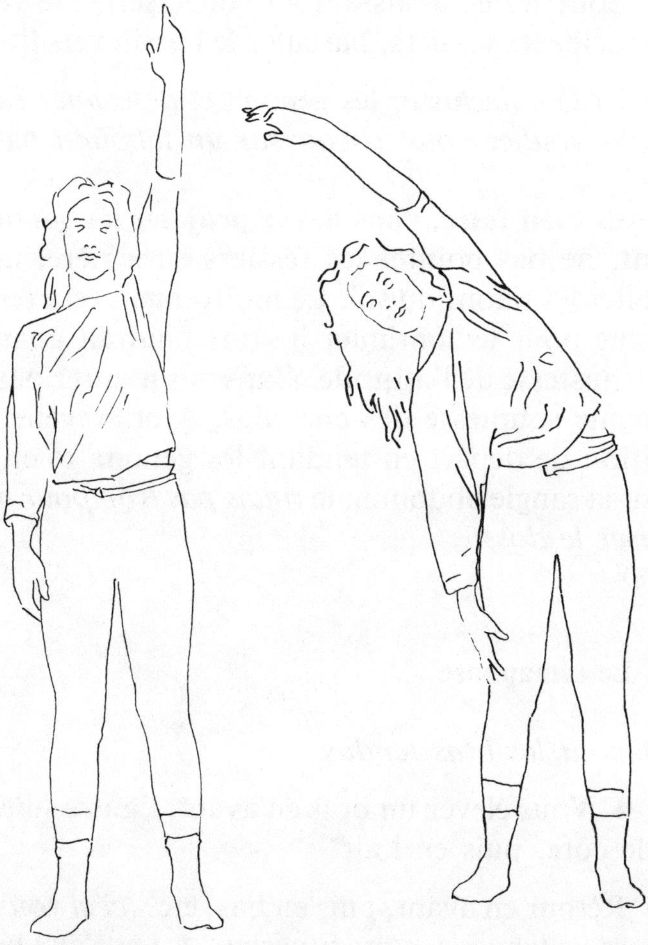

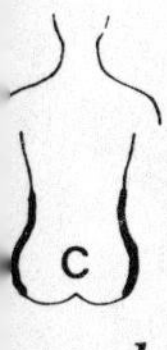

3. Se baisser

Debout, pieds légèrement écartés
Mains appuyées sur un meuble solide ou sur une barre

● Inspirez sans creuser le dos en gonflant la poitrine.

● Soufflez en abaissant les côtes, serrez le ventre, contractez les fessiers, basculez le bassin vers l'avant.

● Et là : *fléchissez* les genoux *et descendez comme si vous vouliez vous asseoir sur un tabouret bas.*

Pour bien faire, vous devez projeter les genoux en avant, ne pas pointer les fessiers en arrière, ne pas décoller les talons du sol. Le mouvement sera terminé lorsque pour le continuer il vous faudrait abandonner la justesse de l'attitude. Car vous n'aurez pas tous la même souplesse des chevilles. Alors revenez à la position de départ en tendant les genoux et en relâchant la sangle abdominale *(mais pas trop pour ne pas creuser le dos).*
3 fois.

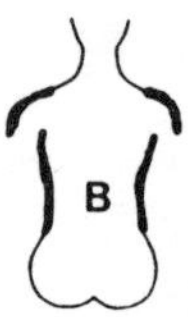

4. Le sémaphore

Debout les bras tendus

● Vous élevez un bras en avant, l'autre suit, puis sur le côté, puis en l'air.

● Retour en avant, puis en bas, etc. *(et si vous connaissez ce langage, c'est superbe...).* Les deux bras se suivent avec un temps de décalage.

VARIANTE : Vous pouvez charger vos mains avec dans chacune une bouteille pleine de sable.

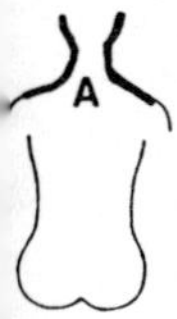

5. Marche avec un bottin ou un sac de sable sur la tête

Ce n'est pas la peine qu'il soit très lourd (1 à 2 kilos), **l'important est de bien tenir la tête en bonne position.**

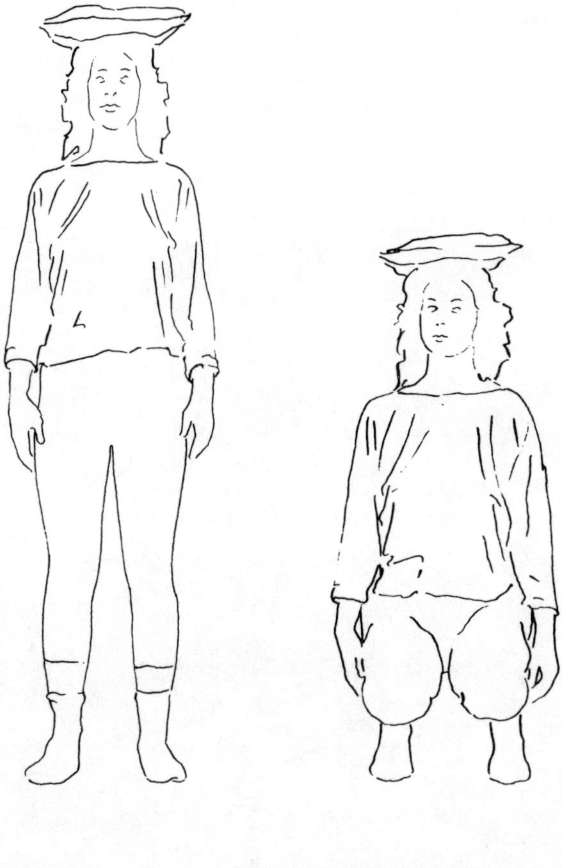

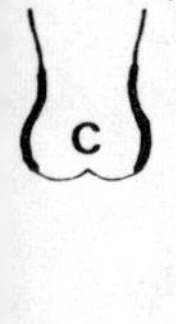

VARIANTE : Accroupissement avec la charge sur la tête en maintenant le corps bien droit.
3 fois.

6. Renforcement des muscles du cou

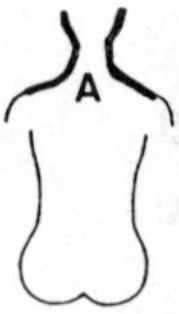

Se placer le dos contre un mur
Pieds légèrement écartés du mur
Bras le long du corps
Corps en position oblique, car tête en appui sur le mur
Fesses contractées

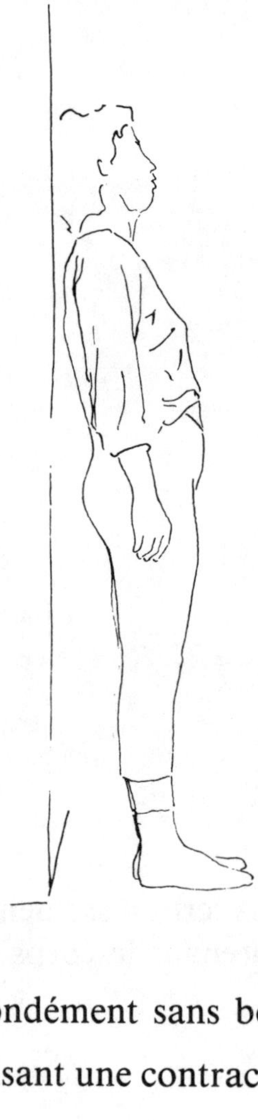

- Inspirez profondément sans bouger.
- Soufflez en faisant une contraction des abdomi-

naux, se détacher du mur en tendant les muscles du cou : **c'est la tête qui vous repousse.**

● Puis revenez à la position de départ en freinant un peu avec les mains *posées à ce moment sur le mur derrière vous.*
3 fois.

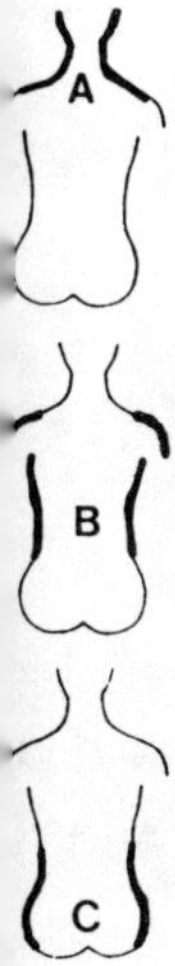

7. Exercices d'équilibre

● a) Imaginez une corde tendue au ras du sol. Avancez doucement en plaçant un pied juste devant l'autre comme un funambule qui chercherait à assurer sa progression.

● b) Même exercice de pieds, mais tournez légèrement le buste en faisant passer les 2 bras ensemble d'un même côté.

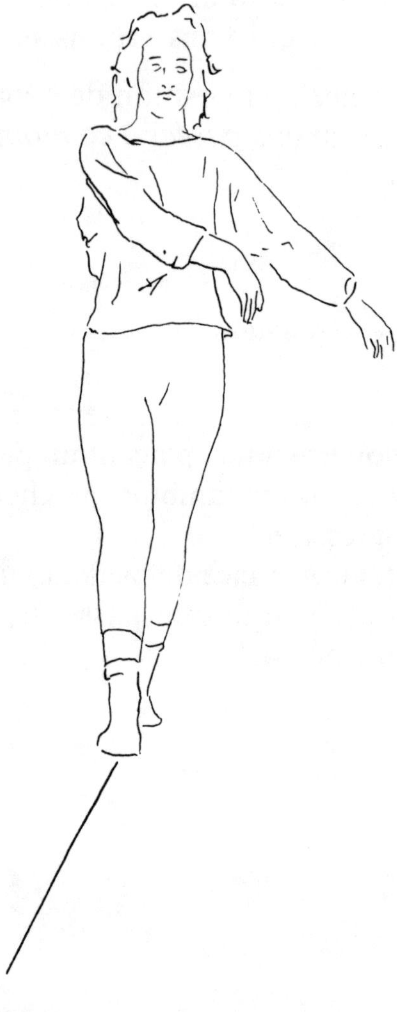

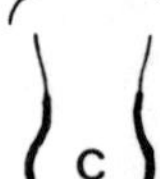

8. Travail des fessiers *(les fessiers sont les muscles de la station droite)*
Vous vous placez à plat ventre sur une table, pieds au sol bien à plat, jambes perpendiculaires au corps (pour être à bonne hauteur, le bord de la table doit se trouver à l'articulation de la hanche). Vous poserez vos mains de manière à vous maintenir en place.

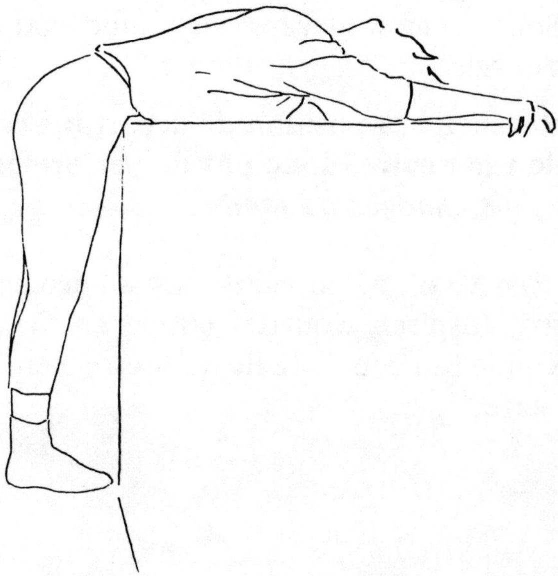

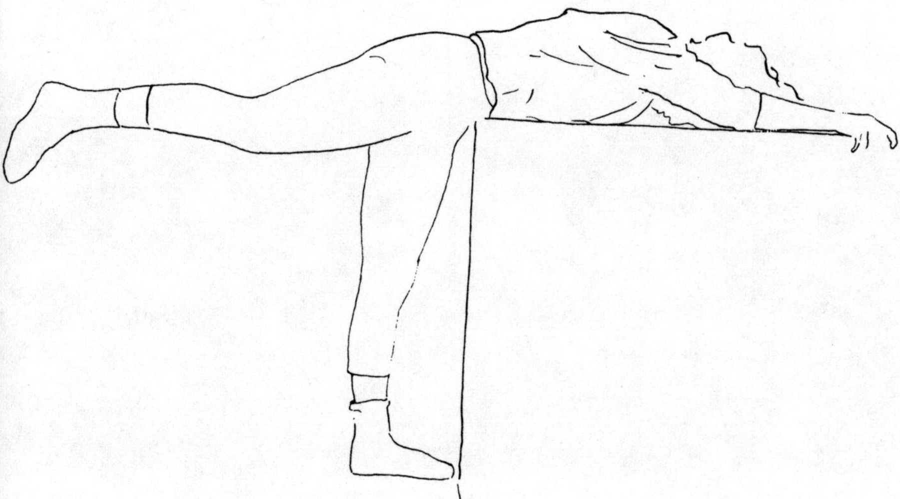

• Inspirez sans rien faire.

• Soufflez en soulevant une jambe tendue jusqu'à l'horizontale.

• Revenez à la position de départ **(ne creusez pas la région lombaire, donc pas de performance).**
3 fois puis changez de jambe.

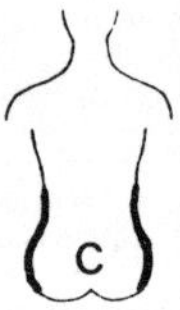

VARIANTE : Maintenez-vous solidement avec les mains. Inspirez. Soufflez en élevant les 2 jambes ensemble (un peu difficile pour être bien fait), ventre serré.
3 fois.

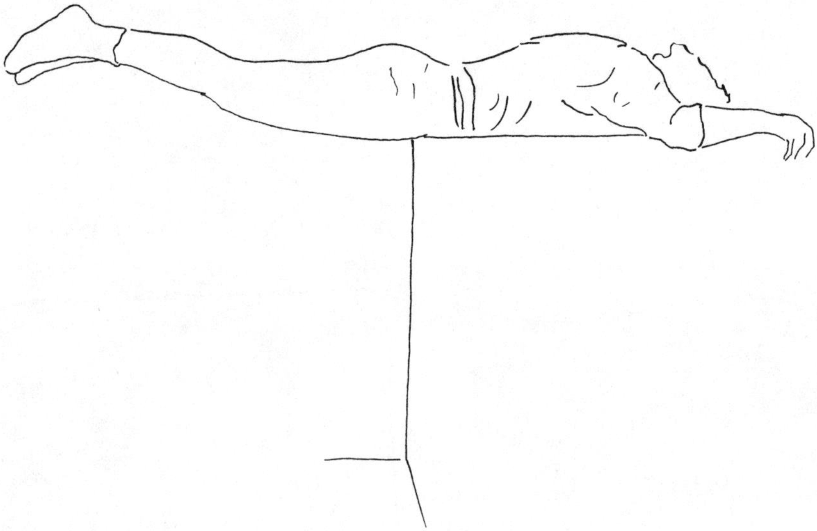

Le pense-dos

Si vous allez bien, et que vous voulez que cette situation confortable dure longtemps, il vous faut de temps en temps faire votre inventaire personnel et votre bilan, évaluant sans complaisance et sans aveuglement le positif et le négatif.

Si vous souffrez, la douleur doit avant toute chose vous commander le repos. En crise aiguë, ce ne sera pas n'importe quel repos, c'est-à-dire que si vous arrêtez votre activité professionnelle pour rester « à la maison » ce ne sera surtout pas pour finir ce que vous n'avez pas pu faire le week-end dernier ou la veille ! *Ce repos sera un véritable repos allongé,* en bonne position, en position de relaxation physique, de détente de la partie douloureuse. Et ce *aussi longtemps que la crise persistera.* Il n'y a pas de règle, toutefois si vous vous reposez véritablement vous aurez des chances d'être plus vite rétabli.

Après quoi vous vous lancerez dans une reprise en main de votre corps, grâce à une étude critique.

Dans un cas comme dans l'autre :

— *Vous ferez un choix d'exercices.*

Si vous ne souffrez pas, vous en aurez le libre choix. Si vous souffrez, sans doute aurez-vous besoin de l'aide de votre médecin pour vous aider à choisir et du kinésithérapeute pour vous guider.

— *Vous étudierez vos différentes attitudes,* ce qui vous conduira à une correction éventuelle d'habitudes souvent mauvaises dans le travail, ou tout simplement dans la vie.

— *Vous situerez vos gestes par rapport à l'environnement :* plan de travail, éclairage, hauteur des sièges.

— *Vous apprendrez à savoir vous arrêter lorsque vous êtes fatigué.* C'est souvent le « encore un pour finir » qui amène la catastrophe ! Vous avez tous entendu parler de jambe cassée au ski au cours de la dernière descente en fin de journée ou juste au moment de partir !

Une fois donc votre enquête menée, le bilan de la situation établi, le coupable certainement démasqué, s'il y en a un, votre état sera amélioré, votre dos redressé par des exercices appropriés, et par la suppression des gestes parasites, vous savez ? ces gestes qui ne servent à rien et que nous faisons tous comme, par exemple, lever toute l'épaule pour simplement lever le bras. Cela revient à ménager son dos, non seulement en ne lui demandant que ce qu'il peut faire, mais aussi en lui faisant faire tout ce qu'il peut sans laisser-aller ni indolence.

Enfin, vous ménagerez votre dos en lui accordant

des moments de répit. Et, surtout, en étudiant et en apprenant à faire convenablement les gestes usuels. Je vous propose ici une bonne douzaine de gestes et attitudes corrects, plus quelques conseils de vie pratique et un chapitre spécial « enfants-adolescents » car tout commence à l'âge de la croissance...

1. S'asseoir

Bien se placer dans l'axe du siège. Pieds bien à plat, légèrement écartés, tenir le ventre serré, fléchir les

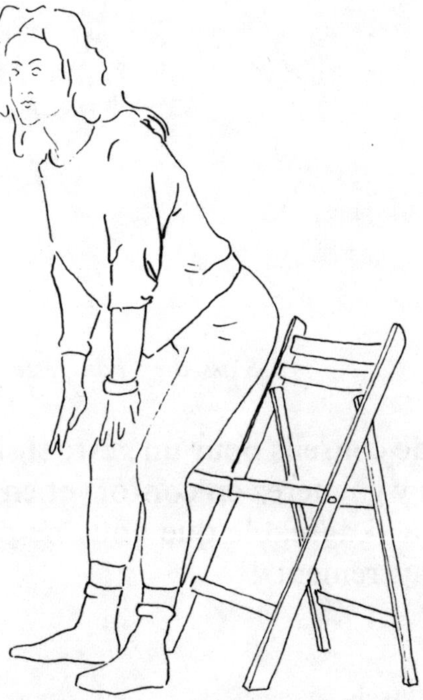

S'asseoir : mauvais geste

genoux, le poids réparti sur les deux jambes en les projetant en avant. Incliner la tête légèrement vers la poitrine (si besoin est suivant votre âge ou votre condition physique tenir le siège avec la main) et *doucement se laisser descendre* jusqu'au contact.

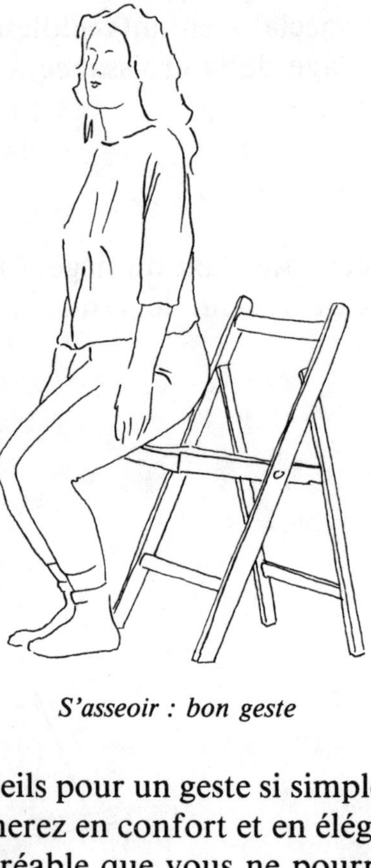

S'asseoir : bon geste

Tant de conseils pour un geste si simple ? Mais oui, car vous y gagnerez en confort et en élégance. Et cela vous sera si agréable que vous ne pourrez plus vous asseoir autrement !

2. Rester assis

Si vous devez rester assis un certain temps, évitez si possible de croiser longtemps les jambes et de ne rester en équilibre que sur une fesse. Pour être bien assis, il faut reposer équitablement sur les deux fesses (la partie charnue de notre individu !), pieds posés à plat légèrement surélevés suivant la hauteur de votre siège, pour que vos genoux se trouvent à l'aplomb de vos hanches, voire même un peu plus haut.

Vous devez être bien calé dans le fond de votre siège, souplement ; si votre dossier est trop droit, comblez, par exemple, avec une écharpe, l'angle droit ainsi formé et avancez-vous de quelques centimètres. Si au contraire l'angle est trop ouvert et que vous vous sentez mal, changez de siège, c'est mieux. Évitez aussi certains sièges contemporains : chaises, canapés, fauteuils dans lesquels le fond est trop long, c'est-à-dire que vos pieds ne peuvent se poser à terre normalement si vous épousez bien le dossier.

3. Se tenir debout

Immobile : pieds légèrement écartés parallèles, *genoux souples,* c'est-à-dire *légèrement déverrouillés, le bassin basculé,* pubis légèrement porté en avant et en haut, fesses toniques. Dos droit, *ventre serré.* Tête « placée sur les épaules » ce qui se traduit par *menton rentré,* regard droit (imaginez la visière d'un képi). Cette prise de conscience est indispensable pour la station debout dans les transports en commun par exemple. Le déverrouillage des genoux permet d'amortir les vibrations et les secousses qui alors passent par les genoux et les muscles des cuisses avant de se répercuter sur votre colonne vertébrale.

Déambulant : pour marcher, il suffit de mettre un pied devant l'autre, comme dit la chanson ! Essayez de conserver la bonne attitude debout, puis avancez les jambes à tour de rôle en vérifiant que vos pas ne sont pas trop grands et qu'ils n'entraînent pas de balancement avant - arrière au niveau de la charnière lombaire : évitez surtout les chaussures trop dures sur un sol dur.

4. S'accroupir

Chaque fois que vous pouvez le faire, mettez-vous à genoux : c'est plus stable, plus confortable, sauf si vous avez mal aux genoux bien sûr ! Mais si cette attitude accroupie est obligatoire : placez les pieds légèrement écartés et légèrement décalés l'un devant l'autre, ventre serré, puis laissez-vous descendre doucement, les genoux pliés, le poids du corps plutôt sur la jambe arrière. La remontée se fera sous la poussée des jambes qui se tendront progressivement.

5. Se baisser

Même départ que pour aller s'asseoir, mais vous imaginez simplement que votre siège est très bas, un petit banc par exemple. A aucun prix, vous ne laisserez pointer vos fesses en arrière. En fléchissant, les genoux viennent se placer au-dessus des pieds, et bien entendu vos abdominaux restent toniques, prêts à toute éventualité.

6. Se relever

Vous êtes là, pieds à plat (du moins je l'espère), genoux pliés au maximum, dos droit légèrement porté en avant, fesses très basses, *vous pouvez dégager une jambe en avant* et *prendre appui* sur elle pour vous relever (à moins que vous n'ayez de très bonnes jambes pour agir comme lors d'un accroupissement).

7. Se coucher

On s'assoit d'abord puis on remonte les jambes et on se place sur le côté, en chien de fusil, et on gagne par un quart de tour la position allongée sur le dos.

Il n'est pas du tout recommandé de descendre le dos droit et la tête basculée en arrière : cela peut entraîner des douleurs de cou et souvent des maux de tête.

8. Dormir

Une fois allongé, la meilleure position de sommeil serait : couché sur le côté, le genou en contact avec le lit remonté vers la poitrine, l'autre jambe mollement allongée posée sur le pied. Le bras replié sous la tête ou bien un petit oreiller plat et dur, comme un oreiller de bébé, qui viendra combler le creux de l'épaule et du cou. Proscrire absolument la position à plat ventre, nocive pour la charnière lombaire et pour le cou : puisqu'il nous faut bien respirer, on tord le cou pour dégager le nez...

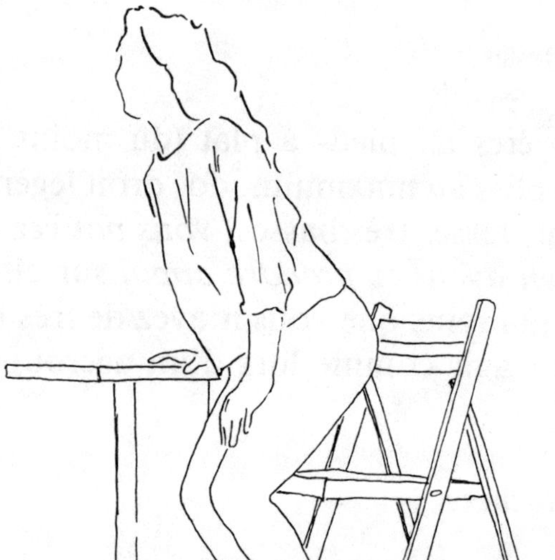

Se relever : mauvais geste

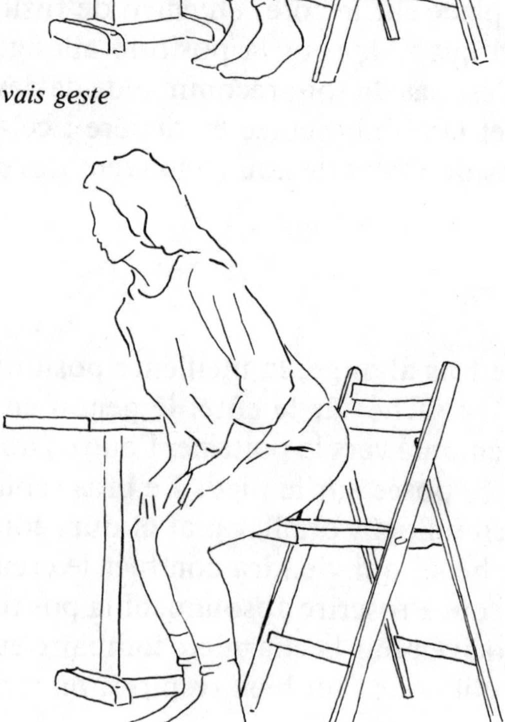

Se relever : bon geste

Si vous dormez couché sur le dos avec un oreiller (je pense bien que vous avez éliminé l'horrible traversin qui se niche sous notre cou et provoque des douleurs), choisissez-le petit, plat et dur (pour que le poids de la tête ne le déforme pas) ou bien faites l'acquisition d'un oreiller-pupitre de loin le plus confortable.

9. Regarder

Sauf si vous avez un problème de vision, la meilleure façon de regarder de près ou de loin est de placer l'objet à bonne distance et dans l'axe de votre tête maintenue droite (menton effacé).

10. Faire un effort

Pour soulever un objet lourd ou encombrant, utiliser la bonne attitude pour l'accroupissement. Et *surtout, ne pas se pencher en avant jambes tendues.* Saisir le paquet à bras-le-corps, *remonter avec ses jambes* et garder *l'objet contre soi* jusqu'à l'arrivée en station droite.

Surtout ne pas oublier de serrer le ventre.

Pour porter cet objet lourd et encombrant (le mieux serait de l'abandonner !), on le garde serré contre son ventre lui-même très contracté pour aider la charnière lombaire, on fléchit les genoux légèrement et on *fait corps avec la charge.* La tête est légèrement inclinée elle aussi vers l'avant.

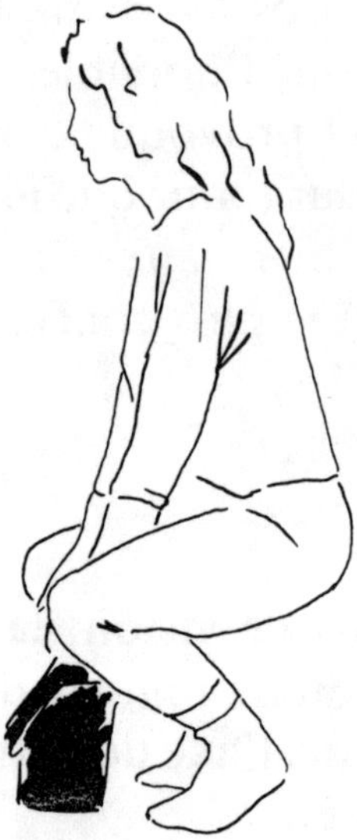

Ramasser un objet lourd

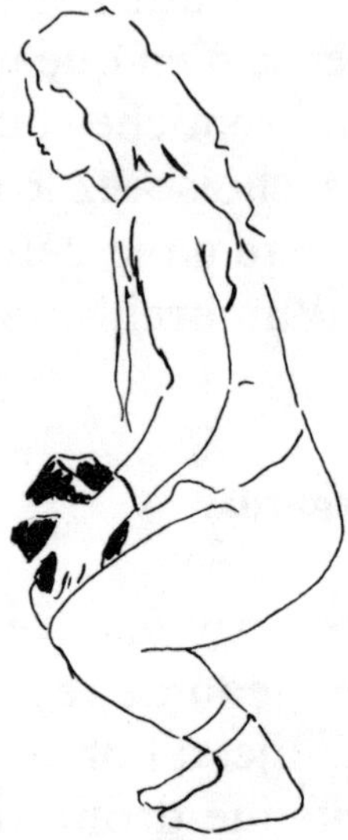

Se lever avec le poids

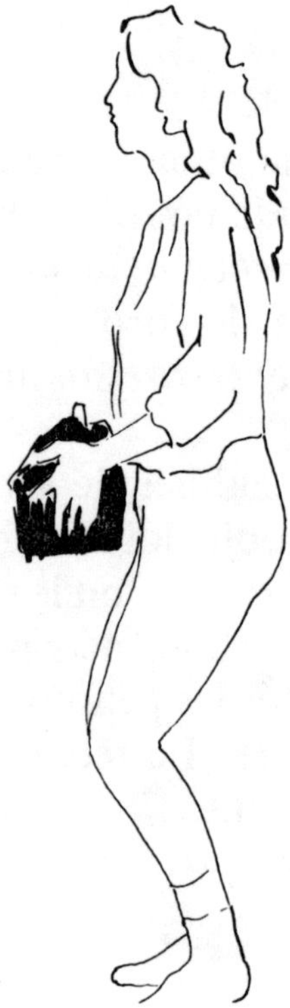

Transporter le poids

11. Pousser un objet

On le pousse avec tout son corps, on utilise son poids et la puissance des jambes. On garde les bras souples.

12. Tirer

Tirer longtemps un objet lourd c'est difficile, voire même impossible sans se faire mal. Alors...

13. Attraper un objet sur une étagère haute

Si l'épaule le permet, tendre le bras vers le haut (je dis bien le bras), ne pas étirer l'omoplate, ni le dos bien évidemment et saisir de la main.

Si l'étagère est trop haute, monter sur la pointe des pieds, c'est plus simple ! Si les épaules font mal, le mieux est de choisir un petit tabouret, mais il faut le choisir assez bas, large et surtout très stable, car bien des accidents arrivent avec les tabourets de cuisine transformés en escabeau. Et puis si vous avez un âge certain ou à plus forte raison un grand âge, éliminez l'escabeau, le tabouret et mettez-vous en quête d'une main secourable !

14. Conduire

Bien placer le siège par rapport au volant et aux

pédales de conduite. Essayez d'éviter au maximum la conduite du pilote de formule 1. Sa voiture n'est pas la vôtre.

Il vous faut être assis sur vos deux fesses, le dos bien emboîté dans le siège, afin que les vibrations de la voiture se propagent dans votre corps de bas en haut et non pas de côté. Les bras ne seront pas trop tendus pour ne pas avoir à les porter avec son dos. Le cou sera souple, la tête bien placée sur les épaules, vous serez détendu au maximum (donc pas de discussion orageuse avec votre voisin).

Vous saurez vous arrêter sur un long trajet régulièrement. A vous de savoir apprécier le rythme qui vous convient, mais vous devez savoir qu'une fois la fatigue installée, pour récupérer le temps sera de plus en plus long à la halte et les besoins de plus en plus rapprochés sur la distance.

Par exemple si habituellement un arrêt de 5 minutes vous convient tous les 200 kilomètres, la fatigue vous fera vous arrêter 10 minutes tous les 100 kilomètres, puis tous les 50 kilomètres et enfin vous ne vous soulagerez plus et la douleur sera installée...

15. Se mettre au repos

Si vous êtes fatigué après une rude journée, prenez quelques minutes pour vous en rentrant. Comme bien souvent vous changez de vêtements pour le dîner, changez d'état d'esprit, récupérez vos moyens, quelques minutes suffisent :

Couché sur le dos, bien à plat, un petit oreiller sous la tête, un gros coussin sous les genoux, les bras mollement posés de chaque côté du corps (le fin du fin : les mains à plat, paumes sur un petit coussin ou une serviette de toilette pliée), la porte fermée, le téléphone décroché.

Vous êtes bien, 5 minutes suffisent, mais ne vous endormez pas, votre soirée serait ratée...

Si vous avez marché toute la journée ou fait un travail pénible et que vous sentiez que votre dos est sensible, raide, douloureux même, couchez-vous sur votre tapis de gymnastique ou sur une couverture, la tête sur un petit oreiller (plat et dur). Attirez doucement vos genoux vers la poitrine (à la toucher si possible), nouez vos bras autour d'eux et restez ainsi un moment.

Reposez un pied après l'autre au sol et quelques instants après, recommencez. Si vous pouvez faire ça une dizaine de minutes, cela ira certainement mieux.

Si vous venez de vous faire mal, de vous « coincer » comme on dit, avant toute chose arrêtez-vous et couchez-vous là où vous êtes. Ne cherchez pas à « décoincer » en tirant ou en bougeant d'une manière intempestive qui sera mal adaptée à cause entre autres de votre peur et de votre angoisse.

16. Grandir

Il faut surveiller les enfants comme du lait sur le feu. Vous le regardez avec attention, vous tournez juste la tête et il est parti... La puberté démarre et s'accélère comme une course de 60 mètres. Vous êtes au départ, une mouche passe, et hop ! l'arrivée est passée.

La croissance pré-pubertaire est redoutable. Le squelette de l'enfant est soumis à une poussée très rapide : plusieurs centimètres en quelques mois. Les muscles ne sont pas adaptés. L'adolescent est fatigué : il se voûte, ses omoplates se décollent. Il peine.

Très souvent l'adolescente avec une jeune poitrine un peu exubérante, par timidité, s'enroule autour de ses seins et souffre du dos.

Une mauvaise vue ignorée ou mal corrigée arrondit le dos par la projection de la tête en avant.

Face à cela il faut être très vigilant et montrer l'enfant au médecin, car, sans soins précis, c'est la colonne vertébrale qui risque de se déformer de façon définitive et dramatique.

Quelques conseils en attendant cette visite :

- Éviter tout ce qui aggrave la fatigue physique.
- Éviter le « Tiens-toi droit », le manche à balai dans le dos, ou les coups de règle sur le dos qui semblaient être autrefois la solution...
- Éviter autant que faire se peut les cartables trop lourds ou le gros paquet de livres et de cahiers portés « négligemment » sur le bras. L'effort fait d'un seul côté entraîne un développement excessif d'un côté par rapport à l'autre, d'où une asymétrie, un déséquilibre au niveau des masses musculaires. Une scoliose, peut-être ? Attention !
- Un seul remède de secours : *la natation* et principalement sur le dos.

L'enfant dont le dos s'affaisse n'a, le plus souvent, pas les moyens physiques de se redresser, de tenir son squelette érigé. Il faut par une kinésithérapie douce lui en donner les moyens et l'aider à reprendre sa véritable place dans l'espace. Dans de tels moments, la natation est irremplaçable, car elle fait travailler d'une façon harmonieuse tous les muscles, évitant au maximum l'asymétrie, supprimant la charge de la pesanteur atmosphérique.

17. Vivre !

Le moindre geste de notre vie quotidienne met en jeu notre dos. Voici donc quelques conseils simples et préventifs qui devraient devenir des réflexes automatiques.

- Pas de talons trop hauts de façon habituelle. 2-4 cm c'est bien pour marcher.

- Pas de paquets, ni de jolis sacs trop lourds : mieux vaut un paquet à chaque bras qu'un seul plus lourd.

- Bien se couvrir pour être au froid. Avec le froid on se raidit, d'où un mauvais fonctionnement musculaire, une disharmonie et des douleurs.

- Un point douloureux dans le dos ? Une bonne douche chaude dessus.

- Mal au cou ? Éviter le coiffeur et son « bac » meurtrier.

- En voiture, pas de position assise sur une fesse, tourné à demi pour voir ce que font les enfants derrière ou pour parler avec un ami.

- Il faut être bien assis et de face.

- Ne pas tricoter en voiture !

- Vous avez mal au cou ? Laissez-le tranquille : ne tournez pas tout le temps la tête pour voir si ça vous fait toujours mal. Sinon vous pouvez être sûr que ça durera !

- Si vous avez mal aux épaules, pas de vêtements trop lourds.

- Si vous avez mal à une épaule, pensez à enfiler votre veste ou votre chemise en commençant par l'autre bras, ce sera tellement mieux...

- Pour ménager votre dos : régler votre siège de manière que votre plan de travail soit situé à la hauteur de vos coudes (quel que soit le type de travail c'est bien. Même les dessinateurs peuvent adapter leur planche à dessin à condition d'y penser).

- Mal au cou ? Attention à la mode du sac en bandoulière sur l'épaule.

- Si vous vous connaissez bien, vous pouvez faire ce que vous voulez puisque vous connaissez vos limites. A vous de rester à l'intérieur : surtout pas de bravade, mais de la coopération.

Conclusion

Je disais plus haut que le dos symbolise la force, la force musculaire tout court, mais aussi la force dans la vie et très souvent pour répondre à l'image idéale qu'on a de soi on dépasse ses possibilités...

Si on voulait faire rouler une 2 CV Citroën à 180 km à l'heure, je pense qu'on aurait bien des difficultés... et bien des désillusions. La 2 CV n'est pas un bolide, mais que de qualités de résistance, d'endurance, de sécurité elle a ! Si vous la conduisez à son allure vous ferez avec elle des performances que certaines voitures plus sophistiquées ne pourront pas faire ; mais ces dernières à leur tour, comme les pur-sang, vous feront des coups d'éclats superbes qui parfois d'ailleurs leur coûtent cher.

Pour en revenir à notre dos, la sagesse est d'adapter nos désirs à nos possibilités. Pourquoi vouloir soulever 20 kg si notre musculature n'a de puissance que pour 5 ou 6 kg. Si nous savons nous en contenter, nous n'aurons pas mal... nous ne serons pas tristes et combien moins douloureux. Un jour, faisant remarquer à un patient qu'il n'aurait pas dû courir un marathon, un vrai, puisque ce jour-là il avait mal au dos par surmenage, je me suis attiré cette réponse : « Mais alors je ne peux plus rien faire. »

Vous qui n'êtes certainement pas concerné par cet exemple, vous voyez tout de suite qu'entre courir 43 kilomètres sur le bitume et ne plus pouvoir rien faire, il y a un monde. Mais réfléchissez, soyez honnêtes et vous verrez que vous avez déjà dit en d'autres circonstances des paroles semblables.

Les surhommes et les surfemmes ont toujours quelque chose d'un peu précaire, fragile et bien souvent factice. Il est parfois désagréable mais combien efficace d'accepter de pouvoir moins ! Après cette acceptation, lorsque vous avez évalué lucidement vos possibilités, quelle confiance en vous ! Quel dos épanoui (au sens propre comme au figuré) ! Et quel plaisir...

Table

La composition
et l'impression de ce livre ont été effectuées
par l'imprimerie Aubin à Ligugé
pour les Éditions Albin Michel

AM

Achevé d'imprimer en avril 1987
N^o d'édition 9752. N^o d'impression L 22688
Dépôt légal, avril 1987

Imprimé en France